# YOGA
für die
# Augen

Andrea Christiansen

# YOGA für die Augen

## Mit einfachen Übungen die Sehkraft stärken

IRISIANA

# INHALT

# VORWORT

Als ich 20 Jahre alt war, litt ich unter starken Kopfschmerzen. So wurde ich unter anderem einer Augenärztin vorgestellt, die meine Augen genau untersuchte, da Kopfschmerzen auch durch unerkannte Fehlsichtigkeit entstehen können. Am Ende der Untersuchung sagte sie lachend zu mir: »Sie haben Adleraugen! Sie werden noch mindestens 20 Jahre lang problemlos scharf sehen können.«

Und so war es bei mir auch. Doch mit Mitte 40 musste ich feststellen, dass meine Arme nicht mehr lang genug waren, um die Zeilen in meinem Buch wirklich klar erkennen zu können. Ich begann, eine Altersweitsichtigkeit zu entwickeln. Zu diesem Zeitpunkt sah ich das als vollkommen normal an. Über die Jahre hatte ich von vielen Menschen gehört, dass die Sehfähigkeit mit dem Alter nachlässt.

Ich ließ meine Augen erst von einem Augenarzt untersuchen und begab mich dann zu einem Optiker in ein Brillenstudio. Meine Augen wurden vermessen und ich bekam meine erste Lesebrille. Zwei Jahre später reichte diese Lesebrille nicht mehr. Ich ließ mich dann von dem Optiker zu einer Gleitsichtbrille überreden. Er meinte, das sei praktischer, denn ich müsse die Brille nun nicht mehr zwischendurch abnehmen. Nach sechs Wochen mit leichten Sehschwierigkeiten, wie zum Beispiel verschwommenen Bereichen in meinem Blickfeld, würde mein Gehirn diese Störungen korrigiert haben. Auch das traf zu.

Leider hatte er mir nicht erklärt, dass das Glas der Gleitsichtbrille meinen bis dahin immer noch adlerartigen Blick in die Ferne ebenfalls veränderte. Nach einigen Monaten stellte ich fest, dass meine klare Fernsicht nun verschwunden war und ich weder in der Nähe noch in der Ferne scharf sehen konnte.

Nach zwei Jahren bekam ich eine weitere Gleitsichtbrille mit stärkeren Gläsern, da sich meine Augen ein weiteres Mal verschlechtert hatten. Als es dann Zeit war, nochmals eine Dioptrienstufe höher zu gehen, merkte ich, dass ich nach dem Abnehmen dieser Brille generell nur noch Nebel sah.

Ich war extrem frustriert und entschied mich, die Gleitsichtbrille zurückzugeben. Meine Schwester, die aufgrund ihres Bildschirmberufes gerade eine Woche Bildungsurlaub mit Sehtraining absolviert hatte, ermunterte mich, dies auch einmal auszuprobieren.

Ich begann also erst einmal mit Übungen, durch die meine Augen wieder entspannen konnten und die die Beweglichkeit meiner Augen erhöhten. Ich war sehr erschrocken, wie schwer mir dies am Anfang fiel.

Heute sehe ich noch immer nicht klar fokussiert, aber der Nebel hat sich aufgelöst. Der Nachteil ist, dass ich eine Brille zum Lesen benutze, eine für das allgemeine Sehen und eine weitere am Bildschirm.

Dieses Buch schreiben zu dürfen ist für mich ein Glücksfall, denn es motiviert mich, meine Übungen wieder intensiver durchzuführen. Sie wissen ja … der innere Schweinehund …

Ich lade Sie ein, mich zu begleiten.

Auf den folgenden Seiten werde ich Ihnen einige Grundlagen über die Funktion des Sehens mit den Augen und über das Sehen mit dem Gehirn vermitteln. Für die häufigsten Veränderungen der Sehfähigkeit werde ich Ihnen Übungen anbieten, die Sie in Ihren Alltag einbauen können. Allerdings gilt auch hier der schöne alte Spruch: »Es gibt nichts Gutes – außer man tut es!«

# WARUM »YOGA FÜR DIE AUGEN«?

Seit 30 Jahren begleitet mich Yoga durch mein Leben. Durch Yoga habe ich gelernt, mich selbst und meine Umwelt ganzheitlich wahrzunehmen. Und da auch das Sehen ein ganzheitlicher Prozess ist und nicht allein über die Augen stattfindet, habe ich für dieses Buch den Titel »Yoga für die Augen« gewählt.

Einige Übungen, die ich Ihnen anbieten werde, entstammen tatsächlich dem Yoga. Viele Übungen, die die Flexibilität der Augen wiederherstellen, wurden von dem amerikanischen Augenarzt Dr. William Bates entwickelt, der als Pionier der Sehschule angesehen wird. Es gibt heute eine Fülle von Augenübungen, die auf seiner Arbeit beruhen. Auch die vielfältigen neueren Veröffentlichungen zum Thema Sehtraining basieren auf den Grundlagen der Arbeit von Dr. Bates.

Doch Yoga für die Augen ist mehr. Yoga für die Augen bedeutet, auch den Körper und den Geist mit einzubeziehen und in der Ursachenforschung auf mentale Verspannungen zu achten.

Eine Vorreiterin dieser ganzheitlichen Sichtweise ist die amerikanische Augentrainerin Lisette Scholl. Ihre Kombination von Bates Übungen mit Hypnose und Selbsthypnose konnte zeigen, dass auf diesem Wege weit bessere Ergebnisse erzielbar sind. Meine Kollegin Carol Look, die als EFT-Master (EFT = Emotional Freedom Techniques) mit Klopfakupressur an der Lösung emotionaler Belastungen arbeitet, hat sich intensiv mit dem Thema der emotionalen Ursachen bei der Entwicklung von Sehstörungen beschäftigt und hier erfolgreich ihre Klopftechniken mit eingebracht.

Auch der erfolgreiche japanische Sehtrainer Dr. Kazuhiro Nakagawa ist sich sicher, dass der Mensch aufgrund von Glaubenssätzen über sich selbst und über seine Sehfähigkeit eine durch äußere Umstände begünstigte Fehlsicht verstärkt. Seiner Ansicht nach gehört zu einem erfolgreichen Sehtraining immer auch die Arbeit an den Emotionen und an den Zweifeln daran, jemals wieder klar sehen zu können. Mit seiner ebenfalls ganzheitlich ausgerichteten Methode, die wie fast alle Methoden weltweit auch auf der grundlegenden Arbeit von Dr. Bates beruht, ist er in Japan sehr erfolgreich.

Aus eigener Erfahrung weiß ich, wie wichtig die innere Entspannung ist, um auch die Außenwelt wieder entspannt und klar sehen zu können. Bei mir selbst kommt es immer wieder vor, dass ich nach einem Mittagsschläfchen für eine ganz kurze Zeit eine klare Sicht habe. Sobald mir diese richtig bewusst wird und ich versuche sie zu halten, wird meine Sicht wieder verschwommen. Auch im Urlaub, wenn ich gelöst und entspannt bin, leide ich weniger oft an brennenden Augen und meine Sicht ist klarer als in Phasen, in denen ich sehr viel lese, sehr viel am Computer arbeite und generell mehr Stress habe.

Es liegt also noch einige Arbeit vor mir. Auf geht's!

# EIN WEG VOLLER ÜBERRASCHUNGEN

Der Weg zu einem neuen, klaren Sehen ist für viele Menschen ein Weg voller Überraschungen. Wenn Sie Yoga für die Augen praktizieren, erfahren Sie nicht nur etwas über die Art und Weise, wie Sie die Welt durch Ihre Augen wahrnehmen. Es ist durchaus möglich, dass Sie sich selbst in einem neuen Licht sehen. Manche Dinge werden Ihnen nicht gefallen. Von anderen werden Sie positiv überrascht sein, vielleicht bisher unbekannte Stärken in sich entdecken.

Genauso wie bei den körperlichen Yoga-Übungen – den sogenannten Asanas –, die dazu führen, dass Sie Ihren Körper auf neue Art und Weise wahrnehmen, werden Sie auch die Art und Weise verändern, wie Sie sich selbst und die Welt sehen. Wer regelmäßig Yoga übt, lernt, seine Bedürfnisse rechtzeitig zu erkennen und einzuschätzen. Er lernt, sich selbst Gutes zu tun, sich selbst Liebe zu schenken.

Das Auge ist, wie jedes andere Organ auch, ein Sprachrohr der Seele. Ihren verborgenen Geheimnissen auf die Spur zu kommen, gelingt nicht immer perfekt. Es lohnt sich jedoch, einen Anfang zu machen und herauszufinden, was die eigenen Augen uns zu sagen haben: Habe ich den Fokus verloren? Fehlt mir also ein Ziel in meinem Leben? Sehe ich die Welt in der Nähe verschwommen, weil mich das Leben so oft verletzt hat, dass ich lieber nicht mehr genau hinschauen möchte? Habe ich unterschwellig Angst vor dem Leben oder vor bestimmten Bereichen in meiner Zukunft, sodass ich mir lieber nur die Dinge in nächster Nähe ansehe, nicht jedoch die in der Ferne?

Hier lässt sich nichts verallgemeinern. Jeder Mensch ist ein einzigartiges Individuum und in dieser Einzigartigkeit mit nichts und niemandem zu vergleichen. Yoga für die Augen kann ermöglichen, erste Türen zu dieser Individualität zu öffnen, sie zu akzeptieren und anzunehmen und das bisher im Leben Gelernte dazu zu nutzen, neue Fähigkeiten zu entwickeln. Diese neuen Fähigkeiten und Sichtweisen unterstützen wiederum das Sehtraining, um wieder zu einer klaren Sicht zu gelangen oder zumindest die Sehfähigkeit deutlich zu verbessern.

All dies geschieht nicht von heute auf morgen. Genauso wie bei einer Ernährungsumstellung ist es auch hier wichtig, in kleinen Schritten langsame Veränderungen im Alltag zu vollziehen. So können wir innere Widerstände minimieren und die Mechanismen unseres »inneren Schweinehundes« zu unserem Vorteil nutzen.

Aus diesem Grund werden wir nachher zunächst langsam mit den Übungen anfangen. Dann werden wir Schritt für Schritt die Übungen und die damit einhergehenden Veränderungen erweitern.

*Dieses Augen-Symbol macht Sie im Buch auf kleine Hinweise aufmerksam, die das Üben erleichtern und Ihnen helfen, dranzubleiben.*

## SCHENKEN SIE IHREN AUGEN WERTSCHÄTZUNG – PALMIEREN SIE

Damit Sie sofort etwas haben, mit dem Sie anfangen können, zeige ich Ihnen nun eine der wichtigsten Augenübungen schlechthin: das Palmieren. Mit dieser Übung schenken Sie Ihren Augen Wertschätzung. Sie erkennen an, dass Ihre Augen jeden Tag Schwerstarbeit leisten: Denn indem Sie ihnen regelmäßig Zeit zum Entspannen schenken, widmen Sie ihnen die Aufmerksamkeit, die ihnen zusteht.

Diese Übung hat nicht nur eine sehr positive Wirkung auf Ihre Augen. Indem Sie Ihren Augen Respekt zollen und Entspannung gönnen, tun Sie dasselbe auch mit sich selbst. Ihr Unterbewusstsein registriert diese Übung als eine liebevolle

Zuwendung zu Ihrer eigenen Persönlichkeit. Das führt dazu, dass Ihr Selbstwertgefühl gestärkt wird. Mit einem starken Selbstwertgefühl ist es deutlich einfacher, verborgene Blockaden zu überwinden, die dem klaren Sehen im Weg stehen.

## So funktioniert das Palmieren

Setzen Sie sich bequem hin. Nehmen Sie Ihre Brille ab. Kontaktlinsen können weiterhin getragen werden. Reiben Sie Ihre Handflächen eine kurze Zeit leicht gegeneinander. Legen Sie nun Ihre Handflächen locker über Ihre geschlossenen Augen, sodass es schön dunkel wird.

Die Mitte der Handteller decken nun genau die Augen ab. Ihre Hände sind dabei leicht gewölbt, denn Ihre Augäpfel sollen keinen Druck empfinden. Ihre Finger kreuzen sich auf der Stirn über der Nasenwurzel.

Stellen Sie sich vor, Ihre Augen wären kreisrunde Bälle, wie Tischtennisbälle. Spüren Sie in diese Form hinein und lassen Sie dabei das Gefühl entstehen, dass Ihre Augen sich sanft in die Augenhöhlen hineinfallen lassen.

Atmen Sie tief und gleichmäßig. Behalten Sie diese Haltung bei, bis sich hinter Ihren geschlossenen Augen die Dunkelheit zu einer Farbe entwickelt oder die helleren Farbtöne (rot-orange-gelb) sich zu dunklen Tönen (blau-grün-braun-schwarz) wandeln. Nehmen Sie diese Farbwandlung ganz ohne Wertung wahr. Was ist zuerst da? Helligkeit? Dunkelheit? Genießen Sie dieses Farbsehen ein paar tiefe und ruhige Atemzüge lang.

Gönnen Sie sich diese Übung wenigstens einmal am Tag für volle fünf Minuten. Wenn Sie viel am Computer arbeiten, palmieren Sie jede Stunde eine Minute.

*Setzen Sie sich stündlich einen Alarm zur Erinnerung. Inhalt: Aufstehen, ein Glas Wasser holen und trinken, eine Minute Palmieren. Auf diese Weise schlagen Sie drei Fliegen mit einer Klappe.*

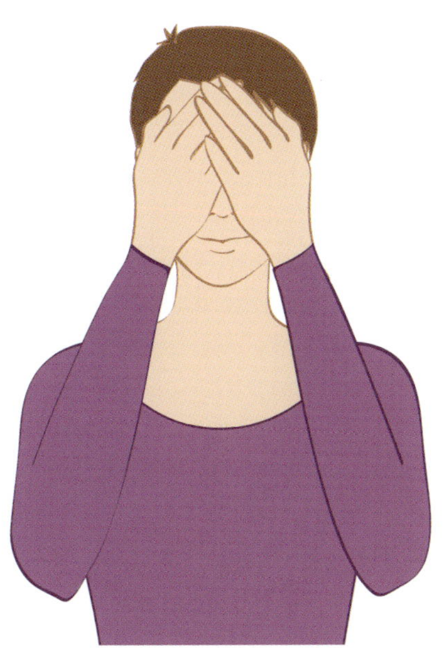

## ACHTSAMKEIT BEIM SEHEN

Nachdem Sie nun schon gelernt haben, regelmäßig zu palmieren, lernen Sie im nächsten Schritt, achtsam mit sich selbst umzugehen. Stellen Sie sich die folgende Frage: »*Wie fühle ich mich gerade jetzt? Woran merke ich das?*« – Wann haben Sie sich das zum letzten Mal gefragt und auf Ihr Befinden geachtet?

*Bauen Sie Ihre Achtsamkeitsfrage in Ihren Alltag ein, zum Beispiel indem Sie sich morgens beim Zähneputzen, in der Mittagspause und zum Feierabend diese Frage stellen.*

Sollten Sie sich gestresst fühlen oder auf andere Weise nicht wohlfühlen, ist es wichtig, eine Lösung zu finden, um das Wohlbefinden zu verbessern. Ihre nächste Frage lautet also: »Was brauche ich, damit es mir besser geht?«

Fast alles Unwohlsein, das wir im Alltag verspüren, ist stressbedingt. Leider können wir oft nicht einfach alles stehen und liegen lassen, an die frische Luft gehen und uns bewegen. Das wäre natürlich bei jedem Wetter das Allerbeste. Was Sie jedoch immer tun können, ist ein Glas Wasser zu trinken und zu palmieren. Das Palmieren verschafft Ihnen einen kleinen Raum der Ruhe, eine Möglichkeit, sich für einen kurzen Moment aus der Dynamik und Hektik des Alltags zurückzuziehen. Es ist Ihre kleine Höhle, Ihre Insel, Ihr geheimer Ort.

Ist es nicht wunderbar, wie gut Yoga für die Augen in Ihren Alltag hineinpasst und Ihnen ganz nebenbei auf ganzheitliche Weise Gutes tut?

Nun wollen wir uns anschauen, *wie* das Auge sieht. Wie ist ein Auge aufgebaut und welche Funktionen haben seine Bestandteile? Mit diesem Wissen fällt es leichter, den Sinn der Übungen zu verstehen, die Sie in diesem Buch lernen werden.

# SEHEN MIT DEN AUGEN

Die meisten Optiker und Augenärzte gehen davon aus, dass der Mensch mit den Augen sieht. Das Gehirn ist demnach einzig dazu da, die Lichtreize zu interpretieren und das auf den Kopf gestellte Bild richtig herum zu drehen. Sie kennen das bestimmt von der Camera obscura: Das einfallende Licht erzeugt durch seinen Einfallswinkel auf der Bildplatte ein auf den Kopf gestelltes Bild. Genauso geschieht es auch in unserem Auge. Doch dazu mehr, wenn ich Ihnen die Funktionen des Auges näher erkläre.

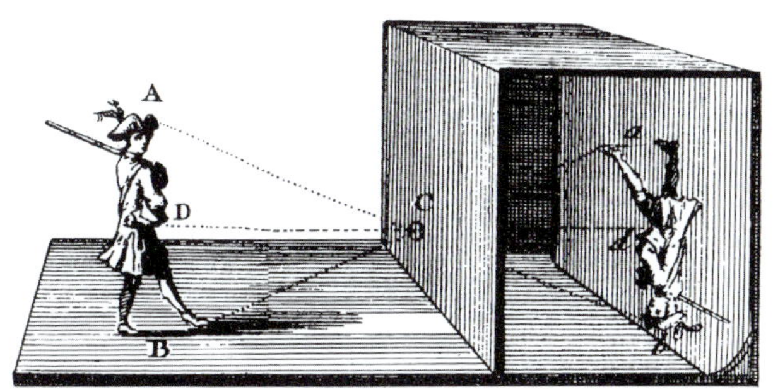

Vielleicht gehören Sie zu den Menschen, die gerade erst eine leichte Lesebrille bekommen haben. Sie werden feststellen, dass Sie die Unterstützung der Brille im Urlaub, wenn sie ganz entspannt sind, kaum benötigen. So ging es mir mit meiner ersten Lesebrille. Das hat mir gezeigt, wie viel Einfluss mein Wohlbefinden auf die Fähigkeit hat, klar lesen zu können. Auch heute wird mir täglich bewusst, wie unterschiedlich die Tagesform meiner Augen ist. Es gibt Tage, da kann ich die Fugen der Steine des Nachbarhauses fast vollständig klar sehen. Und es gibt Tage, an denen alles ganz verschwommen ist. Diese Unterschiede wahrzunehmen, ist für mich sehr wichtig. Es zeigt mir, dass meine Emotionen eine große Rolle für die Funktionalität meines gesamten Körpers spielen. Wenn ich nicht gut drauf bin, sind auch meine anderen Muskeln verspannter; ich habe weniger Appetit und meine inneren Organe fühlen sich ein wenig träge an.

Ein weiterer wichtiger Schritt, um die Sehfähigkeit wieder zu verbessern, besteht also darin, achtsam zu sein, die eigenen Bedürfnisse und Befindlichkeiten wahrzunehmen und darauf liebevoll zu reagieren. Wir sehen eben nicht nur mit den Augen! Wir sehen mit unserem Ganzen.

# DIE ANATOMIE DES AUGES

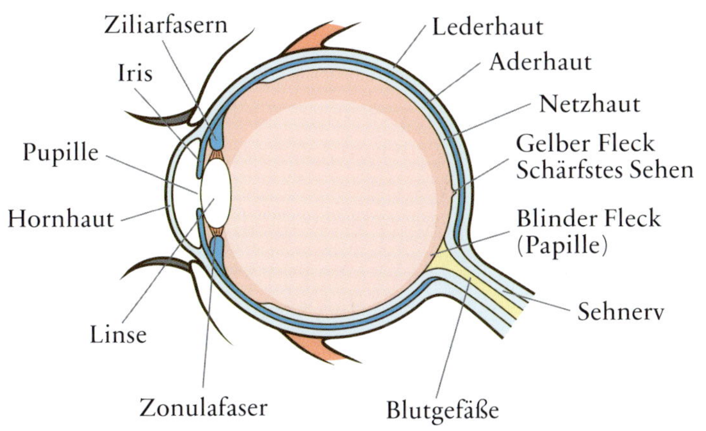


Im obigen Bild ist der grundlegende Aufbau des Auges dargestellt. Das menschliche Auge ist komplex und die meisten Menschen halten es für das wichtigste Sinnesorgan, das wir haben. Natürlich sind das alles sehende Menschen. Ich habe einen guten Bekannten, der blind ist. Durch ihn habe ich erfahren, wie wichtig auch unsere anderen Sinnesorgane sind und wie gut sie die Funktionen des Sehens kompensieren können. Doch könnte ich mir persönlich nicht vorstellen, die Schönheit unseres Planeten nicht sehen zu können. Diese Schönheiten berühren mein Herz sehr tief. Dies ist für mich ein großer Anreiz, meinen Augen Gutes zu tun und weiter an meinem Sehtraining zu arbeiten.

Übrigens: Obwohl der Mensch in der Lage ist, komplizierte Geräte zu bauen, und der Aufbau des Auges vereinfacht mit einer Kamera vergleichbar ist, kann die Medizintechnik das Auge bis heute nicht durch eine Prothese ersetzen.

Wie funktioniert dieses Wunderwerk? In den Augenhöhlen des Schädels liegt das Auge. Es wird eingebettet und geschützt von einem Fett- und Bindegewebspolster. Der Augapfel, ein kugelförmiger Körper, ist außen von der Lederhaut umgeben, an die sich innen die mittlere Augenhaut und die Netzhaut anschließen. Der Innenraum wird durch den Glaskörper, eine gelartige und durchsichtige Substanz, ausgefüllt.

Ein weiterer wichtiger Bestandteil in diesem grundlegenden Aufbau ist die Linse. Bei ihr handelt es sich um einen kristallklaren, elastischen Körper, der dazu dient, das Licht zu brechen und auf die richtige Art und Weise auf die Netzhaut zu leiten. Die »richtige Art und Weise« zu sehen, bedeutet, dass scharfes und unscharfes Sehen gleichermaßen vorhanden ist. Das heißt, ein kleiner Teil des Lichtes wird exakt in der Netzhautgrube gebündelt. Die hier vorhandenen Zapfen erzeugen scharfes und farbiges Sehen. Ein weiterer Teil des Lichtes gelangt auf die Netzhautperipherie und regt die Stäbchen an. Diese dienen der Wahrnehmung von Bewegungen und Hell-Dunkel-Schattierungen. Ergänzt wird der Aufbau des Auges durch die Hornhaut, an die sich nach hinten die Lederhaut direkt anschließt. Diese klare Hornhaut schützt vor äußeren Einwirkungen und ist ebenfalls an der Lichtbrechung beteiligt.

Auch die Tränendrüsen und die Bindehaut, eine Schleimhaut im vorderen Bereich der Augenhöhle, sind für den Schutz des Auges mitverantwortlich. Die Tränenflüssigkeit liefert dem Auge Nährstoffe und durch die Benetzung der Hornhaut kann Sauerstoff aus der Luft aufgenommen werden. Schutz vor Bakterien bietet zum Beispiel Lysozym, ein bakterienabweisender Stoff.

Der Ziliarmuskel und die Zonulafasern sind Strukturen, die für die Beweglichkeit bzw. Anpassung (Akkommodation) der Linse zuständig sind. Vervollständigt wird das Auge durch den Sehnerv, der die Verbindung zum Gehirn herstellt und alle eingetroffenen Informationen dorthin weiterleitet.

Die Pupille ist das Fenster, durch die das Licht seinen Weg ins Augeninnere nimmt. Die Pupille öffnet oder schließt sich, je nachdem, wie hell das Licht ist, welches auf das Auge trifft. Sie wirkt also regulierend und ist damit ebenfalls an der Art und Weise beteiligt, wie ein Bild scharf gesehen werden kann.

Der Augapfel als Ganzes wird von geraden und schrägen Muskelbändern gehalten und geformt.

Noch ist sich die Wissenschaft nicht ganz darüber einig, inwieweit auch diese Muskeln daran beteiligt sind, dem Auge einen klaren Fokus zu ermöglichen. Sicher weiß man inzwischen, dass sie den Augapfel in die Länge ziehen oder verkürzen können und dass sie auf emotionale Spannungen reagieren.

Trotz aller Streitereien in der Forschung beweisen die Erfolge derjenigen Menschen, die ein ganzheitliches Sehtraining durchgeführt haben, dass das menschliche Auge mehr ist als die Summe seiner Teile. Im Kapitel zum Thema Kurzsichtigkeit erfahren Sie, welch eine große Rolle zudem das natürliche Tageslicht – beziehungsweise sein Fehlen – spielt. In der Tat steht die Forschung hier eigentlich erst noch ganz am Anfang.

## LICHT UND FARBEN

Weißes Licht enthält alle Farben des Lichtspektrums. Fällt das Licht auf ein Objekt, wird ein Teil davon verschluckt (absorbiert), ein anderer Teil wird zurückgeworfen (reflektiert). Diese reflektierten Farbanteile sind es, die uns den Eindruck von Farbigkeit vermitteln. Wenn wir also ein Blatt sehen, das grün ist, bedeutet dies nur, dass außer der grünen Wellenlänge des Lichtes alle anderen Lichtwellen von dem Blatt absorbiert wurden. Wir glauben, das Blatt wäre grün.

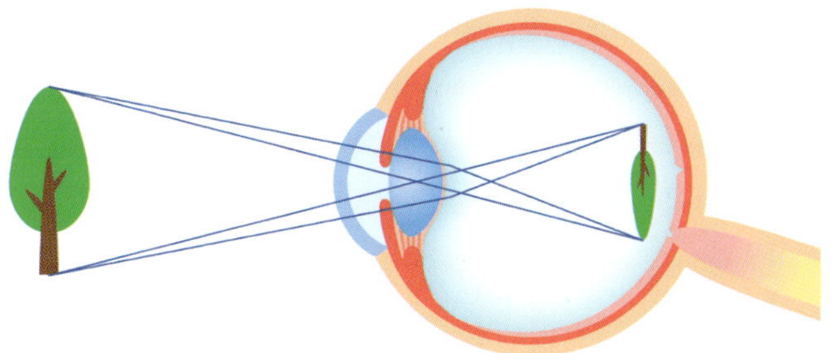

Das reflektierte Licht wandert zuerst durch die Hornhaut und fällt danach durch die Pupille, welche wie die Blende eines Fotoapparates funktioniert. Die Pupille reguliert die Menge des einfallenden Lichtes, das weiter durch die Linse geleitet wird. Die aktive Verformung der Linse durch den Ziliarmuskel sorgt dabei dafür, dass das Licht auf der Netzhaut auftrifft. Dort kommt das Bild umgekehrt und seitenverkehrt an. Auf der Netzhaut finden sich Rezeptoren, die über chemische Vorgänge die Farbbestandteile und Helligkeitsunterschiede in elektrische Impulse umwandeln. Diese Impulse sind es, die über den Sehnerv ins Gehirn gelangen. Erst dort, im Sehzentrum, wird das Bild korrigiert und interpretiert.

An der Interpretation wirken noch weitere Gebiete des Gehirns mit, wie zum Beispiel die Amygdala. Dieser Teil des sogenannten limbischen Systems ist unter anderem an der Angstkonditionierung, also der Ausbildung bedingter Angstreaktionen, beteiligt. Daher kommt es vor, dass wir manchmal etwas ansehen, aber bestimmte Anteile des Bildes nicht wahrnehmen. Dieses Phänomen entsteht besonders unter Stress (»Ich habe diese Stelle doch dreimal überprüft und es trotzdem nicht gefunden!«).

Die Nervenzellen der Netzhaut werden Stäbchen und Zapfen genannt. Die Stäbchen befinden sich überwiegend an den Rändern. Sie sind vor allem für unser peripheres Sehen und das Sehen in der Dämmerung verantwortlich. Mit den Stäbchen nehmen wir große Formen sowie Schwarz und Weiß, Hell und Dunkel war.

Die Zapfen sind zum größten Teil im Zentrum konzentriert. Sie ermöglichen uns das Sehen von Farben und selbst kleinen Einzelheiten. Es gibt drei Zapfentypen: Die kurzen Zapfen reagieren auf kürzere Wellenlängen und sind zuständig für blaues Licht. Die Zapfen für die mittleren Wellenlängen kümmern sich um das grüne Licht, und die Zapfen für die längeren Wellen nehmen das rote Licht auf.

Vier verschiedene Sehfarbstoffe oder Sehpigmente, davon drei für das Farbsehen (in den Zapfen) und einer für das Schwarz-Weiß-Sehen (in den Stäbchen), vermitteln uns den Eindruck einer farbigen Welt. Unsere Augen können so über 200 verschiedene Farbtöne wahrnehmen, unterscheiden auch ganz feine Nuancen und bis zu 500 Helligkeitsstufen.

## DER WEG DES LICHTS DURCH DAS AUGE

Wie oben beschrieben und in der Abbildung auf Seite 31 erkennbar, trifft das Licht zuerst auf die Hornhaut. Eine richtig geformte Hornhaut ist gleichmäßig gerundet. Durch Blinzeln wird sie befeuchtet und gereinigt. Das Licht durchdringt also die Hornhaut und nimmt seinen weiteren Weg durch das Kammerwasser. Das Kammerwasser, das alle vier Stunden erneuert wird, füllt die vordere Augenkammer. Es ernährt die Hornhaut und ist zuständig für die Regulierung des Augeninnendrucks.

Durch die Pupillenöffnung, die durch die Muskeln der Iris (Regenbogenhaut) angepasst wird, gelangt das Licht von der Hornhaut zur Linse. Neben der Hornhaut ist die Linse der wichtigste Faktor bei der Brechung des einfallenden Lichtes. Die Form der Linse wird vom Ziliarmuskel gesteuert.

Nun setzt das Licht seine Reise durch den Glaskörper des Auges fort. Diese gallertartige Substanz gibt dem Auge seine Form und hilft, die Netzhaut zu ernähren. Wird der Glaskörper verletzt und läuft aus, verliert das Auge seine ursprüngliche Form und kann diese auch nicht mehr zurückerlangen.

Schließlich fällt das Licht auf die Netzhaut oder Retina. Diese besteht aus einem zehnschichtigen Gewebe aus Gehirnzellen. Zu den Zellen der Netzhaut gehören die oben schon beschriebenen Stäbchen und Zapfen. Im hinteren Bereich befindet sich die Makula (gelber Fleck), deren Zentrum wiederum die Sehgrube (Fovea) ist. An dieser Stelle sehen wir am schärfsten.

Haben alle Bestandteile des Auges ihre gesunde, natürliche Form und Funktion, können wir in der Regel klar und scharf sehen, ganz egal ob in der Nähe oder in der Ferne. Verschiedene Störungen hingegen, wie zum Beispiel eine Verkrümmung der Hornhaut und eine falsche Linseneinstellung durch verspannte Augenmuskeln, zu lange oder zu kurze Augäpfel, können dazu führen, dass wir in bestimmten Entfernungen nicht mehr klar und scharf fokussieren können. Weil dies so ist, lesen Sie gerade dieses Buch, denn Yoga für die Augen kann Ihnen helfen, solche Störungen zu mildern beziehungsweise ganz abzubauen.

Doch nicht nur das Auge ist am Sehen beteiligt. Ohne unser Gehirn wären wir trotz der Augen blind.

# SEHEN MIT DEM GEHIRN

Die vom Auge aufgenommenen Bilder werden im Gehirn verarbeitet. Wie das geschieht, wird sehr stark von unseren Emotionen beeinflusst. Im Laufe der letzten 20 Jahre hat sich in der psychosomatischen Forschung sehr viel getan. Man ist sich heute viel mehr darüber bewusst, wie stark unsere Gefühle die Funktionen unseres Körpers steuern. Es gibt inzwischen Untersuchungen, die belegen, dass sich die Blutzusammensetzung deutlich verändert, wenn belastende Emotionen abgebaut werden – zum Beispiel mit bestimmten Techniken aus der energetischen Psychotherapie (wie der Klopftherapie EFT). Gerade in den USA und in Australien wurden interessante Studien durchgeführt, die aufzeigen, wie stark unser Körper durch Emotionen gesteuert wird.

Für viele ganzheitliche Augentrainer ist daher das Arbeiten an Emotionen ein wichtiger Bestandteil ihres Trainings. Es hat sich gezeigt, dass dieses ganzheitliche Konzept einen deutlich größeren

Erfolg mit sich bringt. Auch Sie werden lernen, sich mit Ihren Emotionen zu beschäftigen und herauszufinden, warum sich Ihre Augen verformt haben beziehungsweise was Sie tun müssen, um sich selbst auf emotionaler Ebene zu unterstützen.

Die modernen optischen Hilfsmittel wie Gleitsichtbrille, Kontaktlinsen, Laser-Chirurgie oder die Rückformung der verformten Hornhaut durch spezielle, harte Kontaktlinsen, die über Nacht getragen werden, sind in der Lage, Ihnen wieder einen klareren Blick zu verschaffen. Das ist auf jeden Fall eine Erleichterung im Alltag. Doch das geistige Sehvermögen wird dabei meist vergessen. Diese Diskrepanz führt häufig dazu, dass Sie durch das klarere Sehen sehr schnell müde werden. Darüber hinaus wird Ihre Sehfähigkeit mit der Zeit weiter abnehmen. Dies ist einer der Gründe, warum viele Menschen alle zwei Jahre eine neue Brille benötigen.

Ein Beispiel: Wenn wir mit einer Sehhilfe permanent extrem scharf sehen, das Licht also stets gebündelt nur in der Sehgrube (dem gelben Fleck) auftrifft, werden die restlichen Anteile der Netzhaut nicht mehr aktiviert, sodass der periphere Bereich immer unschärfer erfasst wird. Wir verlieren die Fähigkeit, Dinge wahrzunehmen, die wir nicht direkt fokussieren. Es ist also ganz wichtig, immer wieder Unschärfe zuzulassen. Diese entsteht ja durch eine Lichtstreuung, die das Licht auch seitlich der Sehgrube auftreffen lässt.

Wenn wir sehen, werden die ausgelösten Nervenimpulse auch vom limbischen System ausgewertet. Dieser Teil unseres Gehirns überprüft jede Art von Wahrnehmung und vergleicht sie mit vorherigen Eindrücken. Die Art, wie wir sehen, verändert somit die Art und Weise, wie wir unsere Umwelt wahrnehmen und bewerten. Wenn Sie zum Beispiel etwas erleben und dabei Freude empfinden, wird Ihr Gehirn bei einem ähnlichen Anblick ebenfalls Ihre Hormone so steuern, dass Freude aufkommt. Das Gleiche passiert mit unangenehmen Erfahrungen oder Menschen, die uns visuell an jemanden erinnern: Die Frau sieht aus wie Tante Klara, die ist bestimmt genauso nett.

Sie werden später im Übungsteil immer wieder Übungen finden, die darauf abzielen, die eingehenden Lichtimpulse auf die ganze Netzhaut zu verteilen. So wird das periphere Sehen gestärkt. Die visuelle Wahrnehmung passiert das limbische System und aktiviert dabei dessen Inhalte. Auch dies fördert die ganzheitliche Wahrnehmung unserer Welt, wie im obigen Beispiel beschrieben. Sie erkennen: Selbst wenn wir denselben Baum betrachten, sehen wir zwei unterschiedliche Bäume, je nachdem, wie unsere Erfahrungen uns geprägt haben. Meiner ist vielleicht ein kraftvoller, dichtbelaubter, beschützender Baum, Ihrer dagegen ein kraftvoller, dicht belaubter, bedrohlicher.

## EMOTIONALE URSACHEN FÜR SEHSTÖRUNGEN

Ich möchte Ihnen hier nur einen kleinen Einblick in die möglichen emotionalen Ursachen Ihrer Sehstörung geben. Jeder Mensch ist einzigartig, und da ich Sie nicht persönlich kenne, kann ich natürlich keine Diagnose für Sie stellen. Ich kann Ihnen aber Denkanstöße geben, die es Ihnen ermöglichen, Ihren Emotionen selbst auf den Grund zu gehen.

Gerade verschwommenes Sehen kann darauf hindeuten, dass es Bereiche in Ihrem Leben gibt, die Sie lieber nicht so genau anschauen möchten. Mit dem Sehtraining zu beginnen, bedeutet, sich selbst aus einem neuen Blickwinkel zu betrachten. Es erfordert die Bereitschaft, auch Schmerzvolles zu akzeptieren. Nicht jeder ist dazu bereit und in der Lage. Einen Versuch ist es jedoch Wert. Sie können sich jederzeit neu entscheiden und Ihr Yoga für die Augen reduzieren oder wieder abbrechen.

Stellen Sie sich folgende Fragen:

- Wann begann meine Sehschwäche?
- Gab es in den zwei Jahren davor emotional tief greifende Ereignisse in meinem Leben?
- Waren diese Ereignisse so unerfreulich, dass ich sie lieber nicht genau wahrnehmen möchte?

- Bin ich im Laufe meines Lebens immer wieder Sätzen wie: »Jenseits der 40 beginnt die Weitsichtigkeit« oder ähnlichen Glaubenssätzen ausgesetzt gewesen?
- Habe ich Angst vor der Zukunft?
- Fehlt mir ein Ziel oder der Fokus in meinem Leben?

Ganz wichtig sind auch folgende Fragen:

- Was ist der Nutzen meiner Fehlsichtigkeit?
- Was würde sich für mich verändern, wenn ich plötzlich wieder klar sehen könnte?

»Wieso sollte Fehlsichtigkeit einen Nutzen haben?«, fragen sich wohl einige von Ihnen. Nun, der Nutzen jeder körperlichen Störung liegt in der Art von Schutz, die sie bietet. Unser Unterbewusstsein steuert alle unsere körperlichen Funktionen und Verhaltensweisen auf eine Art und Weise, die uns vor Schaden bewahren soll. Das Unterbewusstsein ist immer bemüht, das Beste für uns zu tun beziehungsweise uns das zu bieten, was wir (vermeintlich) wollen.

Es richtet den Fokus unserer Aufmerksamkeit auf das, was wir innerlich am häufigsten wiederholen. Wenn Sie sich ein grünes Auto wünschen und auf gar keinen Fall ein rotes Auto haben wollen, ist es wenig hilfreich, gedanklich den Satz zu wiederholen: »Ich will auf gar keinen Fall ein rotes

Auto«. Der innere Fokus liegt dadurch auf dem roten Auto, was dazu führt, dass sie überall rote Autos wahrnehmen, jedoch keine grünen. Sie kennen ja den schönen Satz: »Denken Sie nicht an einen rosa Elefanten« – und schon trampelt er vor Ihrem inneren Auge daher.

Wenn es also etwas gibt in Ihrem Leben, das emotional belastend ist und mit dem Sie sich im betreffenden Zeitraum immer wieder geistig beschäftigt haben, ist es möglich, dass Ihr Unterbewusstsein Ihre Sehschärfe verändert. So verhindert es auf psychosomatischer Ebene das genaue Hinsehen. Es möchte Sie vor Schmerz bewahren und kannte dafür keine andere Lösung. Umgekehrt betrachtet könnte das, was sich für Sie verändert, wenn Sie wieder klar sehen, eine erneute Verbindung mit dem alten Schmerz sein.

Sie sehen also, die Funktion Ihrer Augen hängt auch mit der Art und Weise zusammen, wie Sie Emotionen in Ihrem Leben verarbeitet haben. Aber keine Sorge, Sie müssen sich hier keiner Psychotherapie unterziehen. Sie bekommen von mir einfach nachvollziehbare Anleitungen, um sich auf emotionaler Ebene zu entspannen und alte, zum Teil unbewusste Ängste loszulassen. Dabei ist es nicht notwendig, den Therapiespaten anzusetzen und in die Tiefe zu gehen.

## FILTER DURCH GLAUBENSSÄTZE

Dass der Glaube Berge versetzen kann, ist vielen von Ihnen geläufig. Viele Verhaltensweisen werden durch Glaubenssätze geprägt. So glaubten viele Frauen früher, sie könnten keine mathematische oder wissenschaftliche Ausbildung machen, weil Frauen »das eben nicht könnten«. Die in der Männerwelt so oft geprägten Sätze bildeten behindernde Glaubenssätze bei Mädchen. Das Gehirn reagiert darauf mit Blockierungen.

So geschieht es auch mit dem Auge. Wenn Ihnen Augenärzte und Optiker immer wieder erzählt haben, dass jeder Mensch jenseits der 40 weitsichtig werde und dass alle Brillenträger alle zwei Jahre eine neue Brille brauchten, dann wird Ihr Körper dem folgen. Der Glaubenssatz bestätigt sich selbst. Das muss aber gar nicht so sein. Auch in dieser Hinsicht kann ein ganzheitliches Sehtraining Sie darin unterstützen, Blockaden aufzulösen, um wieder zu einem klaren Sehen zu gelangen.

# BELASTUNGEN DER AUGEN IN DER MODERNEN WELT

Unsere moderne Welt stellt hohe Anforderungen an unsere Augen. Dies bedeutet aber nicht, die Augen müssten zu viel arbeiten. Es ist eher das Gegenteil der Fall: Die Augen arbeiten zu einseitig.

## MONOTONIE

Evolutionsbedingt sind wir es gewohnt, unseren Blick frei herumschweifen zu lassen und eine natürliche Umgebung wahrzunehmen. Die Netzhaut wird dabei durch die Vielfalt der Farben und Formen angeregt und die Augenmuskeln sind permanent in Bewegung. Die Linse muss sich ständig auf neue, unterschiedliche Entfernungen einstellen. Anders als in der Natur, bei der sich die Augen regelmäßig bewegen, starrt der moderne Mensch stundenlang auf ein und dieselbe Fläche. Der Blick auf den Monitor ist kein natürlich entstandener

Blick, an den sich der Mensch evolutionär anpassen konnte. Für die Augen ist es extrem anstrengend, permanent auf einen Bildschirm zu starren, wie es heutzutage bei so vielen Berufen der Fall ist. Wird man regelmäßig vom Blick auf den Bildschirm abgelenkt, kann man die Augen durch den Raum schweifen lassen oder bietet der Kontakt mit anderen Menschen eine Abwechslung, ist dies für die Augen deutlich weniger anstrengend.

Wenn nach langen Bildschirmtagen dann in der Freizeit in die Ferne gesehen wird, zum Beispiel durch Aktivitäten in der freien Natur, kann das die Augen erneut überanstrengen, denn sie sind mittlerweile auf die kurze Distanz trainiert. Für die Weite fehlt ihnen nun die Flexibilität.

## FALSCHES LICHT

Zwei Drittel aller Menschen, die einen Bildschirmarbeitsplatz haben, beschweren sich über müde Augen. Sie berichten von Trockenheit, Rötungen, zuckenden Augenlidern, Druckgefühl oder Brennen. Auch verschwommenes Sehen, kurzzeitiger Tunnelblick (das periphere Sehen ist stark eingeschränkt) und Lichtempfindlichkeit können auftreten. Die Südtiroler Sehtrainerin Barbara Brugger stellte bei einer Auswertung der Fragebögen ihrer Seminarteilnehmer fest, dass jeder Teilnehmer unter durchschnittlich vier unterschiedlichen Beschwerden litt.

Die Hintergrundbeleuchtung von Bildschirmen genauso wie auch von Handys hat einen hohen Anteil an blauem, kurzwelligem Licht. Neuere Forschungen deuten darauf hin, dass dieses blaue Licht aus LED-Leuchtmitteln dem Auge schadet und unter anderem zur Makuladegeneration führen kann. Darüber hinaus beeinflusst das blaue Licht den Hormonhaushalt und unterdrückt die Ausschüttung des Schlafhormons Melatonin. Wer also abends lange am Computer sitzt oder fernsieht, hat häufig auch Einschlafschwierigkeiten.

Darüber hinaus nimmt durch Bildschirmarbeit die Kurzsichtigkeit zu. Die weltweiten Forschungen zu diesem Thema sind sehr spannend. Kurzsichtigkeit ist besonders in Asien eine Volkskrankheit. 83 Prozent der jungen Menschen in Singapur sind kurzsichtig. Ähnliche Ergebnisse gibt es in Taiwan. Neuere Untersuchungen haben ergeben, dass die Kinder zu wenig draußen spielen und daher zu wenig Sonnenlicht in die Augen fällt. Das Sitzen über Schulbüchern und an Computern, das Spielen an Handys und anderen Spielkonsolen tut sein Übriges.

Die Regierung in Taiwan hat auf diese Studie reagiert und die Beleuchtung in den Schulen mithilfe von Vollspektrumlampen deutlich verbessert. Darüber hinaus ist es nun Pflicht, einen gewissen Anteil der Unterrichtszeit im Freien zu verbringen. Seitdem hat sich die Zahl der Kurzsichtigen verringert.

Studien in Guangzhou/China zeigten, dass bereits ein 45-minütiger Aufenthalt im Freien täglich die Entwicklung der Kurzsichtigkeit um 25 Prozent hemmt. Verbringen die Schulkinder ihre Mittagspause draußen anstatt innerhalb des Schulgebäudes, kann eine Hemmung um 50 Prozent erreicht werden. Man weiß inzwischen, dass die Ausschüttung von Dopamin, welches das Längenwachstum des Augapfels hemmt, hier eine große Rolle spielt.

Eine andere Studie, die Lisa Jones von der Ohio State University an 514 Kindern durchführte, zeigte: Je mehr Zeit die Kinder draußen verbringen, desto seltener werden sie kurzsichtig. Besonders stark tritt der Effekt bei Kindern im Einschulungsalter zutage. Alle Forscher sind sich einig, dass Kinder wenigstens zwei Stunden täglich draußen spielen sollten, und das bei jedem Wetter. Die Spätfolgen der Kurzsichtigkeit, wie zum Beispiel eine Netzhautablösung, welche zur Erblindung führen kann, können durch die eigenen Verhaltensweisen vermieden werden.

## BEWEGUNGSMANGEL

Der Tübinger Professor Dr. Frank Schaeffel hat bemerkenswerte Untersuchungen an Hühnern durchgeführt. Schon in den 1980er-Jahren setzte er Hühnern Linsen vor die Augen, die sie künstlich kurzsichtig machten. Bereits nach kurzer Zeit verlängerten sich ihre Augäpfel. Auch nach Entfernen der Linsen blieben die Hühner nun kurzsichtig. Ein andauernder Blick im Nahbereich, so bestätigten diese Forschungen und weitere seitdem, fördert also das Längenwachstum der Augäpfel und damit die Entstehung der Kurzsichtigkeit (Myopie).

Laut Prof. Schaeffel steuert die Netzhaut das Wachstum der Aderhaut, die den Augapfel umgibt. Sie kann selbstständig feststellen, ob das Bild scharf ist und wo genau es entsteht – vor ihr, auf ihr oder hinter ihr. Er erklärt, dass die sogenannten Amakrinzellen in der Netzhaut Wachstumshormone ausschütten, nur wenige Minuten nachdem das Auftreffen des Bildes bewertet wurde.

Diese Studien wurden von der Ohio State University vor etwa zehn Jahren noch einmal bestätigt, da man auch die genetischen Komponenten mit einbeziehen wollte. Es stellte sich heraus, dass diese nur eine sehr geringe Auswirkung auf die Wahrscheinlichkeit einer Kurzsichtigkeit haben.

Auch die Altersweitsichtigkeit kann durch das Fokussieren auf kurze Entfernung ungewollt gefördert werden. In den Industrieländern benötigen viele Menschen ab dem 40. Lebensjahr eine Lesebrille. Das Lesen in Büchern, das Betrachten von Computermonitoren und TV-Bildschirmen sowie andere Tätigkeiten im Nahbereich fixieren den Blick auf die kurze Entfernung. Der Augenlinse fehlt so die Bewegung. Sie ist nicht mehr gezwungen, sich regelmäßig auf unterschiedliche Entfernungen einzustellen. Die Muskulatur der Augen verkrampft und kann die Linse nicht mehr ausreichend bewegen.

Altersweitsichtigkeit kann also dadurch entstehen, dass das Auge zu wenig Bewegung hat. Wenn Sie eine Lesebrille tragen und diese für den Arbeitsplatz nicht ausreicht, lassen Sie sich von einem Sehtrainer beraten, ob eine Bifokalbrille mit hartem oder gleitendem Übergang der Glasstärken für Sie eine Lösung darstellen kann. Denn das permanente Tragen einer Gleitsichtbrille könnte Ihre Augenmuskeln noch weiter schwächen. Hier muss jeder individuell entscheiden, was im Alltag nützlich ist.

Doch ein Bewegungsmangel der Augen bringt noch weitere Nachteile mit sich. Wenn Sie zu lange auf den Bildschirm starren, verringert sich das Blinzeln extrem. Es kommt zur Augentrockenheit. Während das Auge in einer natürlichen Umgebung etwa 20 Lidschläge pro Minute durchführt, reduziert sich diese Rate bei Computerarbeit auf fünf bis sieben Lidschläge. Wenn ein Computerspiel die Spieler extrem fesselte, so konnte sich der Lidschlag sogar auf zwei Mal in der Minute reduzieren.

Junge Menschen klagen nach einer bestimmten Stundenzahl am Computer weniger über Beschwerden als ältere Menschen. Dies beruht auf dem geänderten Stoffwechsel in den unterschiedlichen Lebensphasen. Die Kompensationsfähigkeit der Augen nimmt mit dem Alter ab.

*Besorgen Sie sich kleine Aufkleber, zum Beispiel Smileys oder Sternchen – was immer Ihnen gefällt. Kleben Sie sich diese Aufkleber auf den Rand Ihres Monitors, auf einen Schrank in der Küche, auf Ihr Handy, auf das Armaturenbrett im Auto und auf andere Dinge, die Sie regelmäßig ansehen. Jedes Mal, wenn Sie Ihren kleinen Aufkleber sehen, blinzeln Sie mehrfach. Auf diese Weise unterstützen Sie Ihre Augen darin, wieder mehr Feuchtigkeit im Auge zu verteilen. Wenn Ihre Augen sich besonders trocken anfühlen, kneifen Sie diese mehrfach fest zusammen. Gähnen Sie danach herzhaft. Das aktiviert die Tränendrüsen und lockert die Kiefermuskulatur.*

## BELASTUNG DER AUGEN – BELASTUNG DES MENSCHEN

Doch nicht nur die Augen werden müde. Der gesamte Mensch fühlt sich überanstrengt, wenn die Sehleistung nicht ganz korrekt ist. 90 Prozent der visuellen Wahrnehmung erfolgen durch das Gehirn. Kommen nur unzureichende Informationen im Gehirn an, so muss dieser Mangel von ihm ausgeglichen werden. Dafür benötigt das Gehirn zusätzliche Energie. Je mehr Informationen es ergänzen muss, desto mehr Kraft wird verbraucht – ein Teil der inneren Aufmerksamkeit ist permanent mit dem Ausgleich beschäftigt. Dies ist uns natürlich nicht bewusst. Nichtsdestoweniger wirkt die Situation erschöpfend auf das ganze System Mensch.

# DIE GESCHICHTE DES SEHTRAININGS

Das Sehtraining hat eine lange Geschichte, die von herausragenden Persönlichkeiten voller Mut und Begeisterung geprägt wurde. Damals wie heute lernten Augenärzte in ihrem Studium viel über die Funktionen des Auges. Sie lernten, bei Erkrankungen Medikamente zu verabreichen sowie – besonders in der heutigen Zeit – operative Eingriffe vorzunehmen. Und sie lernten natürlich, die immer gegenwärtigen Hilfsmittel Brille und Kontaktlinse einzusetzen.

Während man noch zu Beginn des 20. Jahrhunderts davon ausging, dass es allein die Linse sei, die für das scharfe Sehen verantwortlich ist, so ist man heute deutlich klüger. Leider ändert das nichts an der Einstellung vieler Augenärzte und Augenoptiker zum Sehtraining.

## DER PIONIER

Der Ophthalmologe Dr. William H. Bates war im ersten und zweiten Jahrzehnt des 20. Jahrhunderts ein angesehener und erfolgreicher Augenchirurg. Er lebte und arbeitete in New York. Ihn überzeugten die Theorien der Augenheilkunde seiner Zeit jedoch nicht. So entdeckte er bei seinen Patienten, dass Brechungsfehler, die als unheilbar galten, durch bestimmte Übungen zu beeinflussen waren oder sich vollständig zurückbildeten. Daraufhin entwickelte er für verschiedene Sehstörungen einfache Augenübungen.

In der damaligen Zeit konnte eine Schwächung der Sehfähigkeit zu einer deutlichen Verschlechterung der Lebensqualität führen. Ja, sie konnte sogar den Verlust des Arbeitsplatzes zur Folge haben. Nicht jeder Mensch konnte sich eine Brille leisten. 1920 veröffentlichte Bates seine Erkenntnisse in seinem Buch »Perfect Sight Without Glasses« (Rechtes Sehen ohne Brille). Bates wird heute als Erfinder des Augentrainings betrachtet.

## DIE BATES-METHODE VERBREITET SICH

In den 1930er-Jahren erlangte ein Mr Corbett durch dieses Augentraining seine Sehfähigkeit zurück. Daraufhin eröffnete seine Frau Margaret D. Corbett eine Schule für Augentraining in Los Angeles.

Auch sie schrieb ein Buch. Aus ihm geht hervor, dass die Verbesserung der Sehfähigkeit durch die Trainingsmethoden von Dr. Bates die Karrieren vieler Militärangehöriger positiv beeinflusste. In den 1950er-Jahren war es dann Clara Hackett, die mit ihrem zwölfwöchigen Übungsprogramm nach der Bates-Methode viel Beachtung fand. Sie lehrte in Seattle und wurde genauso wie Margret D. Corbett wegen Ausübung der Augenheilkunde ohne Lizenz vor Gericht gestellt. In beiden Fällen stellte das Gericht jedoch fest, dass Sehtraining kein Vergehen ist. Besonders hilfreich waren damals die vielen positiven Zeugenaussagen, unter anderem von dem bekannten Autor Aldous Huxley, der trotz massiver Sehprobleme mithilfe des Trainings seine Sehfähigkeit deutlich verbessern konnte.

In den 1970er- und 1980er-Jahren war es insbesondere die amerikanische Augentrainerin Lisette Scholl, die die Übungen von Dr. Bates um die Komponente der emotionalen Hintergründe erweiterte. Sie stellte fest, dass die Sehfähigkeit sich nicht nur aufgrund äußerer Umstände veränderte, sondern dass auch innere Einstellungen zum Selbstwert und zu den Lebensumständen eine große Rolle spielen. Der Erfolg ihrer Arbeit basiert besonders darauf, den Glauben an seine eigenen Fähigkeiten und an seine eigene Gesundheit zurückzuerlangen. So setzte sie zur Unterstützung des Sehtrainings medizinische Hypnose ein und unterrichtete ihre Patienten in Selbsthypnose. Freuen Sie sich jetzt schon einmal darauf, weiter hinten in diesem Buch ebenfalls auf einfache Weise die Selbsthypnose einzusetzen. Lisette Scholl unterrichtete ihre Art des ganzheitlichen Sehtrainings auch in Europa.

## YOGA FÜR DIE AUGEN

Der Augenarzt Dr. Raghubir Saran Agarwal lehrte die Bates-Methode in Pondicherry in Indien. Er verband sie mit Elementen der traditionellen Heilkunde und dem Yoga. In seinem ersten Buch »Mind and Vision: A Handbook for the Cure of Imperfect Sight without Glasses« (auf Deutsch: Psyche und Sehkraft. Ein Handbuch zur Heilung des unvollkommenen Sehens ohne Brille), welches 1935 erstmals erschien, beschrieb er diese Symbiose erstmals. In seinem 1971 erschienenen Buch »Yoga of Perfect Sight« (auf Deutsch: Yoga der idealen Sehkraft) ging die Bates-Methode dann eine dauerhafte und weltweit akzeptierte Verbindung mit dem Yoga ein.

Sie werden in diesem Buch daher auch ganz ursprüngliche Augenübungen kennenlernen, die direkt aus dem Yoga stammen. Yoga hat als ganzheitliche Heilweise viele Tausend Jahre lang die Gesundheit der Menschen positiv beeinflusst, seit Mitte des 20. Jahrhunderts auch zunehmend in der westlichen Welt. Sie sehen also, dass Yoga für die Augen das Beste aus beiden Welten miteinander verbindet.

# SEHSTÖRUNGEN AUS SICHT DER MEDIZIN

Nicht alle Menschen, die ihre Sehschärfe verlieren, tun dies aus denselben Gründen. Es ist daher wichtig, Kenntnisse über unterschiedliche Ursachen zu erlangen, um die eigenen Augen besser verstehen zu können. Vielleicht erkennen Sie bei der Lektüre auch die Hintergründe, die zu Ihrer ganz persönlichen Sehstörung geführt haben.

Ich möchte Sie ermutigen, sich alternativen Methoden zu öffnen, um zu einem scharfen Sehen zurückzugelangen. Natürlich ist eine Gleitsichtbrille sehr bequem. Natürlich ist es hilfreich, beim Sport Kontaktlinsen tragen zu können. Doch all diese äußeren Hilfsmittel ändern nichts an der Funktion Ihrer Augen. Im Anhang finden Sie Hinweise darauf, wie Sie Ihren persönlichen ganzheitlichen Sehtrainer finden. Diese haben sich in einem Verein organisiert. Es lohnt sich, die wirklich passenden Übungen mit einem Sehtrainer zu erarbeiten. Selbstverständlich können

Sie auch ganz selbstständig mit diesem Buch arbeiten, wenn Sie genau wissen, von welcher Art von Sehstörung Sie betroffen sind.

**Wichtig:** Es gibt eine ganze Zahl verschiedener Störungen der Sehfähigkeit. Wenn Sie also feststellen, dass Sie Bildausschnitte verschwommen oder gar nicht mehr sehen, sich ein Tunnelblick einstellt oder Bildanteile »springen«, suchen Sie bitte unbedingt einen Augenarzt auf! Es ist wichtig, die Ursachen einer Sehstörung genau abzuklären, um schwerere Augenerkrankungen ausschließen zu können.

## KURZSICHTIGKEIT

Ich habe bereits davon berichtet, dass die Kurzsichtigkeit massiv zunimmt. Wir wissen inzwischen auch, dass schwache Augen die Sehkraft des Gehirns mindern und damit auch die Art und Weise, wie wir die Eindrücke unserer Welt innerlich verarbeiten. Mit dem Nachlassen der Sehfähigkeit lässt häufig auch die Bereitschaft nach, körperlich tätig zu sein. Dies wiederum hat massive Folgen für den gesamten Organismus und damit für die Gesundheit des Menschen an sich. Es ist also wichtig, schon in jungen Jahren für die Gesundheit der Augen Sorge zu tragen.

## Was ist Kurzsichtigkeit?

Kurzsichtigkeit ist eine Fehlsichtigkeit des Auges. Ist ein Mensch kurzsichtig, so kann er die Dinge in größerer Entfernung nur noch unscharf sehen. Dafür kann er jedoch in der Nähe normal scharf sehen, solange die Kurzsichtigkeit nicht zu stark ist. Bei –5 Dioptrien sind Dinge noch in 20 Zentimetern vor dem Auge scharf erkennbar.

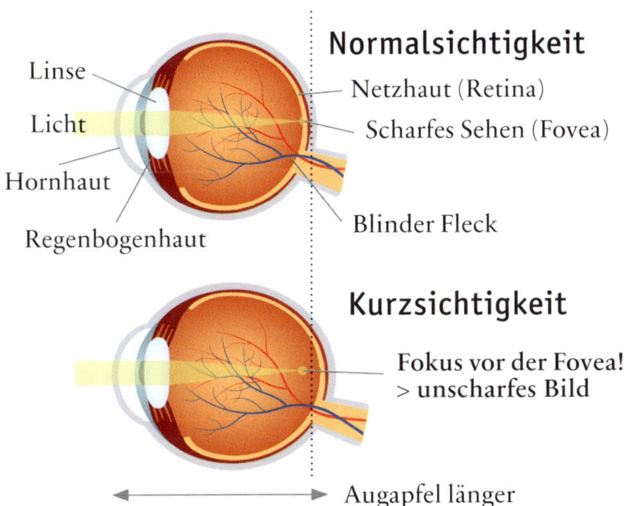


Bei der Kurzsichtigkeit hat sich häufig eine Verlängerung des Augapfels entwickelt. Dadurch bilden die Lichtstrahlen ihren Brennpunkt vor der Netzhaut. Eine Kurzsichtigkeit kann angeboren sein. Heutzutage entwickelt sie sich jedoch häufig schon in jungen Jahren durch die Art und Weise heraus, wie wir im Alltag unsere zunächst gesunden Augen benutzen. Die beginnende Kurzsichtigkeit macht sich oft dann bemerkbar, wenn Straßenschilder plötzlich nicht mehr klar erkennbar sind, das Sehen von Filmen im Kino oder im Fernsehen anstrengend wird oder häufiger Kopfschmerzen auftreten, besonders wenn länger in die Ferne geschaut wurde. Das Auge versucht nämlich, die fehlende Sehschärfe auszugleichen. Dazu werden jedoch die Augenmuskeln sehr angespannt. Dies führt dann zu Kopfschmerzen. Diese Kopfschmerzen werden häufig mit anderen Ursachen in Verbindung gebracht, wie zum Beispiel mit Verspannungen im Nacken und in den Schultern. (Natürlich gibt es auch noch weitere, ernstere Ursachen für Kopfschmerzen, weshalb es wichtig ist, bei wiederholten Kopfschmerzen einen Arzt zu konsultieren.)

## WEITSICHTIGKEIT

Die häufigste Form der Weitsichtigkeit ist die Altersweitsichtigkeit. Sie entsteht in der Regel jenseits des 40. Lebensjahres und unterscheidet sich in den Ursachen von der herkömmlichen Weitsichtigkeit. Während es bei letzterer durch einen verkürzten Augapfel zu unscharfem Sehen kommt, liegt bei der Alterssichtigkeit die Ursache in einer abgeschwächten Akkommodation. Auch die Elastizität der Linse hat nachgelassen.

## Was ist Weitsichtigkeit?

Bei der herkömmlichen Weitsichtigkeit ist es genau andersherum als bei der Kurzsichtigkeit. Hier ist, wie gesagt, der Augapfel zu kurz, sodass der Brennpunkt der Lichtstrahlen hinter der Netzhaut liegt. Diese Art der Weitsichtigkeit hat zunächst vor allem mit dem Wachstum zu tun. Alle Kinder sind bis zu einem Alter von zwölf bis 14 Jahren erst einmal weitsichtig, weil ihr Augapfel noch kurz ist. Das Auge wächst jedoch in geringem Maße mit, und so verringert sich die Weitsichtigkeit im Laufe der Zeit, bis die Kinder zu Beginn der Pubertät, wenn alles gut gelaufen ist, rechtsichtig sind. Wächst das Auge nicht richtig mit, lässt sich die Sehfähigkeit durch Sehtraining nur bedingt verbessern. Hier ist es wichtig, den Status quo zu halten, indem man die Augenmuskulatur in ihrer Flexibilität unterstützt.

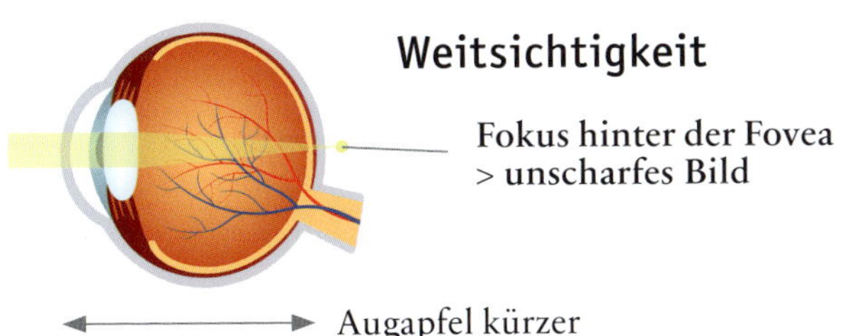

## Was ist Altersweitsichtigkeit?

Anders ist es bei der Altersweitsichtigkeit. Diese entwickelt sich schleichend und beginnt meistens jenseits des 40. Lebensjahres. Immer wieder scheint sich der Glaubenssatz zu bestätigen, dass die Altersweitsichtigkeit eine unausweichliche Entwicklung darstellt – das wird uns ja schon in jungen Jahren so erzählt. Doch es lohnt sich, seine Glaubenssätze zu ändern, bevor sie sich selbst bestätigen.

Schon seit Ende der 1980er-Jahre erklärten besonders US-amerikanische Sehtrainer wie Lisette Scholl, dass sich die Sehfähigkeit durch Glaubenssätze und Erwartungshaltungen verschlechtere. Die New Yorker Psychotherapeutin und EFT-Masterin Dr. Carol Look hat in den letzten Jahren dazu eigene Untersuchungen angestellt. Sie stellte fest, dass sich Emotionen nicht nur im Magen, dem Rücken, dem Darm und weiteren Körperbereichen manifestieren. Auch die Augen speichern emotionale Inhalte. Es lohnt sich, daran zu arbeiten.

Ich erinnere mich sehr gut, wie meine Augenärztin, als ich 20 Jahre alt war, zu mir sagte: »Sie sehen wie ein Adler. Kommen Sie in 20 Jahren wieder.« In der Tat war ich 43 Jahre alt, als meine Altersweitsichtigkeit begann. Leider kannte ich zu diesem Zeitpunkt noch kein Sehtraining. Ich bekam also eine Lesebrille und zwei Jahre später überzeugte mich der Optiker von einer Gleitsichtbrille. Das war keine gute Entscheidung, denn meine

Augenmuskulatur verschlechterte sich dadurch noch mehr. Ich halte allerdings seit fünf Jahren durch Sehtraining meine aktuellen Werte. Doch hätte ich den Glaubenssatz: »Ab 40 wird das Sehen schlechter« gar nicht erst angenommen, wer weiß? Vielleicht könnte ich noch immer klar sehen.

Die Umwelt und die Ernährung spielen jedoch ebenfalls eine Rolle für die Flexibilität von Linse und Muskeln. Es ist daher sinnvoll, auch seine Lebensweise unter die Lupe zu nehmen.

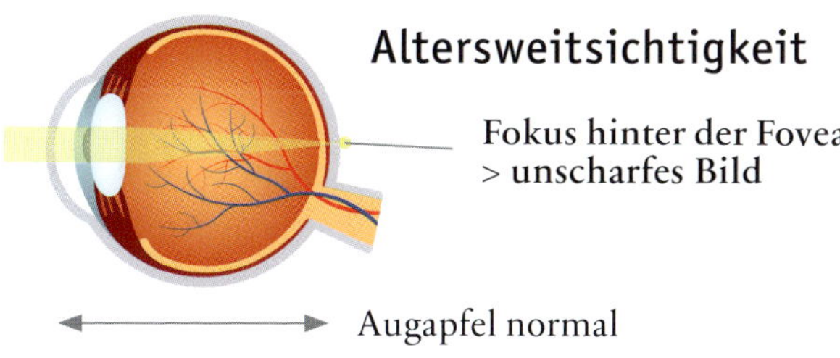


Tritt die Altersweitsichtigkeit ein, ist der Arm bald nicht mehr lang genug, um den Text in einem Buch scharf lesen zu können. Nahes wird immer verschwommener, während Fernes klar bleibt. Die Ursache der Altersweitsichtigkeit liegt häufig nicht in einem verkürzten Augapfel, sondern in der nachlassenden Akkommodationsfähigkeit des Auges: Die Augenmuskeln sind nicht mehr in der Lage, die Form der Linse rechtzeitig so zu verändern, dass das Licht korrekt gebündelt auf die Netzhaut auftrifft.

Die meisten Augenärzte und Optiker werden Ihnen nun zu den unterschiedlichsten Brillen raten oder eine Laserbehandlung empfehlen. Beim Thema »Sehtraining« schütteln sie häufig nur den Kopf. Die Optikerin, die mir damals die Gleitsichtbrille empfahl, antwortete auf meine Frage nach einem Training für die Augen: »Das ist alles Quatsch.« Doch Tausende Menschen, die sich durch verschiedenste Übungen ihre Sehfähigkeit erhalten beziehungsweise sie sogar verbessert haben, sind ein eindeutiger Beweis für die Wirksamkeit dieser Übungen.

Ich selbst merke es auch immer wieder. Mache ich konsequent meine Übungen, spüre ich eine Veränderung meiner Sehfähigkeit. Lasse ich jedoch mal wieder zwei bis drei Wochen alles schleifen, lese ich sehr viel oder sitze am Computer und schreibe, ohne für einen Ausgleich zu sorgen, dann werden meine Augen wieder unflexibler und fühlen sich angestrengt an.

Lassen Sie sich nicht entmutigen! Machen Sie Ihre eigenen Erfahrungen. Der Erfolg stellt sich ein, wenn Sie konsequent dabeibleiben.

# HORNHAUTVERKRÜMMUNG

Normalerweise ist die Hornhaut des Auges in alle Richtungen gleichmäßig gewölbt. Dies sorgt dafür, dass die Lichtstrahlen, die in das Auge fallen, einen gemeinsamen Brennpunkt auf der Netzhaut bilden können. Weist die Hornhaut jedoch eine unregelmäßige Krümmung auf, dann wird das Licht anders abgelenkt. Es bildet sich kein Brennpunkt, sondern eine Brennlinie. Daraus folgt eine Unschärfe im Sehen, die man als Astigmatismus bezeichnet.

Hornhautverkrümmungen können durch Verletzungen entstehen, zum Beispiel wenn sich Narben bilden. Solche Veränderungen lassen sich kaum mit Sehtraining beeinflussen. Die weitaus häufigeren Fälle von Hornhautverkrümmung entstehen ohne vorherige Verletzung und können durch Training beeinflusst werden. Auch hier unterscheiden wir wieder zwischen einer angeborenen Hornhautverkrümmung oder einer entwicklungsbedingten Hornhautverkrümmung durch verspannte Augenmuskeln. Diese lag bei mir vor und hat sich nun vollständig zurückgebildet.

Bei einer Hornhautverkrümmung kann man das meiste scharf sehen. In einem ganz bestimmten Winkel ist das Bild jedoch verschwommen. Der Astigmatismus kann bei einem einfachen Sehtest zum Beispiel mithilfe eines Strahlensterns (siehe Seite 64) diagnostiziert werden. So kann festge-

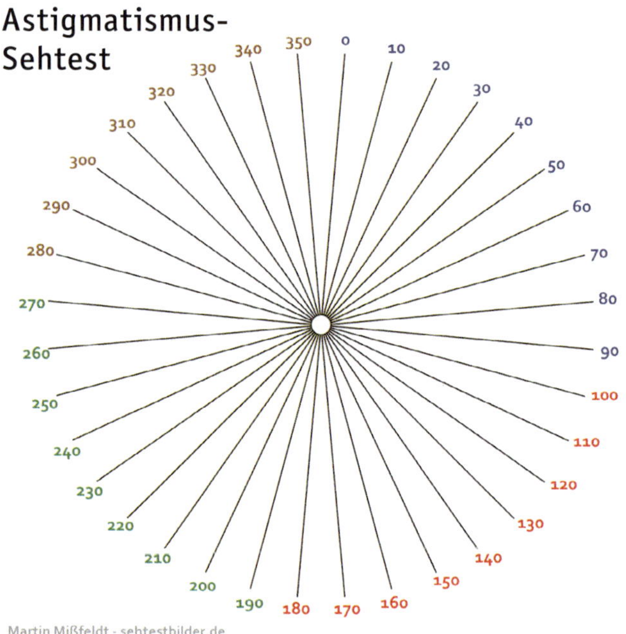


stellt werden, in welchen Bereichen die Hornhautverkrümmung liegt. Augenärzte und Optiker bedienen sich dafür eines sogenannten Kreuzzylinders. Damit bekommen sie genauere Ergebnisse.

## EINÄUGIGES SEHEN

Wer sehr viel am Computer arbeitet oder auf sehr kurze Distanzen sieht (30 bis 60 Zentimeter), den trickst das Gehirn irgendwann einfach aus. Es schaltet ein Auge ab, denn für das zweidimensionale Sehen ist einäugiges Sehen vollkommen ausreichend. Die Ursache dafür ist, dass es für die Augenmuskeln sehr anstrengend ist, permanent auf kurze Distanz scharf zu stellen. Hinzu kommt, dass die horizontale Schriftausrichtung, die in den meisten Teilen der Welt üblich ist, ebenfalls hohe Anforderungen an unsere Augen stellt. In Japan – mit seiner vertikalen Schriftausrichtung – ist es für die Augen sehr viel einfacher, sich gemeinsam auf und ab zu bewegen, mit einem gemeinsamen Schärfepunkt in der Mitte. Bei der horizontalen Ausrichtung weicht der Schärfepunkt der Augen hingegen voneinander ab. Diese Abweichung ist zwar nur minimal, doch müssen die Augen trotzdem ständig ihre Scharfeinstellung anpassen. Auf Dauer ist es daher angenehmer, nur mit einem Auge zu lesen.

Das einäugige Sehen ist nicht nur für sich ein Problem, es hat auch Folgen. So beeinträchtigt es das Nervensystem, da das Gehirn nur noch von einem Auge stammende visuelle Reize verarbeitet. Wie wir inzwischen wissen, wirkt sich die Art und Weise der Verarbeitung visueller Reize auf unseren gesamten Organismus aus. Die Folge von dauerhaft einäugigem Sehen können unter anderem heftige Stimmungsschwankungen sein, da der Hormonhaushalt unausgewogen wird.

Auch unser Arbeitsgedächtnis wird in Mitleidenschaft gezogen. Einer Studie zufolge blicken Smartphone-Besitzer 60- bis 80-mal am Tag auf ihr

Display und nehmen dabei kurz Informationen auf. Das Gehirn versucht, sämtliche Informationen zu bewerten und einzuordnen. Zusätzlich zu den Alltagsinformationen aus der realen Welt ist das eine ganze Menge, zumal in sehr kurzen Abständen immer wieder neue, sehr unterschiedliche Informationen folgen. Eine inhaltliche Vertiefung findet dabei in der Regel nicht statt. Da lediglich die Informationen eines Auges vom Gehirn berücksichtigt werden und gleichzeitig auch die Außenwelt nur noch mit einem Auge wahrgenommen wird, findet eine einseitige Verarbeitung im Gehirn statt. Es kommt zu Unkonzentriertheit und vermehrtem Stress. Die Unterscheidung zwischen wichtig und nicht wichtig fällt immer schwerer. Auch die Fähigkeit, sich längerfristig auf ein Thema einzulassen, verringert sich. Dies fällt besonders bei jungen Menschen in medienorientierten Ländern auf. Hier hat, wie schon erwähnt, die Kurzsichtigkeit massiv zugenommen. Gleichzeitig belegen Studien in Bildungseinrichtungen eine Zunahme von Unkonzentriertheit, verbunden mit einer Abnahme im Durchhaltevermögen sowie der Fähigkeit, sich persönlich für etwas einzusetzen. Auch die Unsitte, Dinge auf später zu verschieben, weil etwas Neues die Aufmerksamkeit fordert, wird verstärkt.

*Für Sie ist es jetzt wieder Zeit, dem Auge eine Pause zu gönnen und zu palmieren.*

Nun haben Sie sich genug theoretische Grundlagen erarbeitet und es wird Zeit, mit dem praktischen Teil unseres Yoga für die Augen zu beginnen. Yoga hat nicht nur mit körperlichen Übungen zu tun, sondern zu einem großen Teil auch mit unserer Geisteshaltung. Das bedeutet: Ihre innere Einstellung zum Sehen unterstützt oder behindert den Fortschritt Ihres Sehtrainings. Der erste Schritt dabei ist, die latente Sehfähigkeit des Gehirns zu reaktivieren. Ihr Gehirn weiß nämlich ganz genau, wie klares Sehen funktioniert und wie klare Bilder aussehen.

Falls Ihre Augenmuskeln noch sehr verspannt sind, werden Sie bei der Übung vielleicht über einen längeren Zeitraum keinen Unterschied wahrnehmen. Keine Sorge, das macht nichts. Kombiniert mit den Dehnungen und Lockerungsübungen für die Augen werden sich bald Fortschritte einstellen und Sie werden erkennen, dass Sie doch besser sehen können als Sie dachten. Darum wollen wir uns zuerst den Lockerungsübungen für den ganzen Körper widmen.

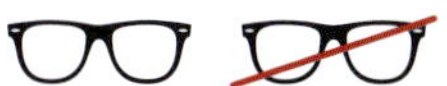

Sie werden bei vielen der Übungen in diesem Buch die oben abgebildeten Brillensymbole vorfinden. Diese zeigen Ihnen an, ob die Übung mit oder ohne Brille ausgeführt wird – oder sowohl als auch.

# LOCKERUNGSÜBUNGEN FÜR SCHULTERN UND NACKEN

Wer seine Sehfähigkeit verbessern möchte, dem sei geraten, sich auch um seine Schultern und seinen Nacken zu kümmern. Sind hier die Muskeln verspannt und verhärtet, hat dies eine starke Auswirkung auf die Muskulatur der Augen. Das klingt unglaublich, in der Praxis bestätigt es sich jedoch immer wieder. Muskuläre Verspannungen unterbrechen die fließenden Energien im Körper. Sicherlich haben Sie schon von Meridianen gehört, die nach der chinesischen Medizin für die Lebensenergie eine wesentliche Rolle spielen und auf die auch im Yoga durch bestimmte Übungen Einfluss genommen wird. Gleichmäßig fließende Energien im Körper unterstützen sämtliche Funktionen des Organismus – die der inneren Organe und natürlich auch die der Augen.

## VERSPANNUNGEN VON HALS UND SCHULTERN

Wer viel am Schreibtisch sitzt, in einer einseitigen Haltung, zum Beispiel an einer Supermarktkasse, arbeitet oder auf andere Art und Weise seinen Schulter- und Nackenbereich immer wieder an- und dabei verspannt, der behindert damit auch die Durchblutung des Gehirns und der Augen. Bei Menschen mit Sehstörungen finden sich häufig Verspannungen im Hals- und Nackenbereich. Auch ein stark angespannter Kiefer und nächtliches Zähneknirschen wurden bei vielen Betroffenen festgestellt.

Die drei großen Hirnarterien – innere Halsschlagader, äußere Halsschlagader und Wirbelarterie – sorgen für die Blutversorgung des Gehirns. Für die Augen sind die Arteria basilaris, die Arteria ophthalmica und die Arteria ciliaris zuständig. Verspannen sich die großen und kleinen Muskeln in den Schultern und am Hals, so wird der Blutstrom in diesen Blutgefäßen verringert, denn sie werden durch die Muskeln zusammengepresst. Die Anspannung in den Muskeln führt auch dazu, dass die Halswirbel in eine Fehlstellung geraten, bei der die natürliche Wölbung der Halswirbelsäule aufgehoben wird. Es kommt zu einem sogenannten Smartphone-Nacken, bei dem der Hals ungesund gerade ist. Achten Sie also darauf, Ihr Kinn immer wieder hochzunehmen, damit sich die natürliche Wölbung im Hals wieder einstellen kann.

## LOCKERE SCHULTERN UND GUTES LICHT FÜR BESSERES SEHEN

Mit einem Augentraining allein kommen Sie also nicht zum Ziel. Es ist wichtig, auf die gesamte Körperhaltung zu achten und diese immer wieder durch spezielle Übungen zu verbessern. Einfache Lockerungsübungen und schöne Yoga-Asanas führen nicht nur zu einer körperlichen, sondern auch zu einer geistigen Lockerung und Entspannung. Wenn möglich, lassen Sie Ihren Arbeitsplatz überprüfen und so einstellen, wie er für eine gesunde Körperhaltung förderlich ist. Vielleicht hat Ihr Unternehmen einen Betriebsarzt, der sich Ihren Arbeitsplatz ansehen kann. Viele Sehtrainer machen auch Ortstermine und unterstützen Sie in der richtigen Einstellung von Licht, Stuhl und Monitor am Arbeitsplatz. Leider müssen Sie das privat bezahlen.

Sonst sind alle Lockerungsübungen umsonst. Meine Schwester arbeitet in einem größeren Unternehmen und ist dort Betriebsrätin für Gesundheitsfragen. Sie hat die Zusammenstellung von Stuhl, Schreibtisch, Bildschirmen und Beleuchtung in meinem Büro genau unter die Lupe genommen und einige deutlich spürbare Veränderungen vorgenommen. War ich früher nach zwei Stunden am Schreibtisch immer sehr verspannt, ist dies nun nicht mehr der Fall und ich fühle mich auch deutlich weniger erschöpft.

Lassen Sie sich von einem Augenarzt oder Ihrem Hausarzt ein Attest für eine Tageslichtlampe an Ihrem Arbeitsplatz ausstellen. Diese sollte so angebracht werden, dass sie von oben herab Ihren Arbeitsplatz beleuchtet, ohne Ihnen dabei in die Augen zu scheinen. Eine direkte Bestrahlung der Augen mit einer Tageslichtlampe ist extrem ungesund und kann die Netzhaut schädigen. Diese Lampen geben in der Regel ein Vollspektrumlicht mit einer Helligkeit von 10 000 Lux ab. Vollspektrumlicht bedeutet, dass das Lichtspektrum der Lampe der natürlichen Zusammensetzung des Lichtspektrums bei helllichtem Tage entspricht.

Mit geschlossenen Augen können Sie die Lampe auch als Lichtdusche einsetzen. Sie wissen ja: Mehr Tageslicht wirkt sich positiv bei der Verhinderung oder Verminderung von Kurzsichtigkeit aus.

Ein Wermutstropfen hat dies allerdings: Ihr Arbeitgeber ist nicht verpflichtet, solch eine Lampe für Sie anzuschaffen. Er muss Ihnen aber das Aufstellen oder Anbringen der Lampe genehmigen, wenn Sie über ein Attest verfügen. Dies fällt unter seine Fürsorgepflicht.

## ÜBUNGEN FÜR NACKEN UND SCHULTERN

Nehmen Sie sich nun die Zeit für ein paar kleine Übungen, die Sie jederzeit zwischendurch an jedem Ort einsetzen können.

## Widerstandsübungen

Legen Sie die rechte Hand an die rechte Schläfe. Achten Sie darauf, dass Ihr Kinn leicht erhoben ist, damit Ihr Nacken seine natürliche Wölbung aufweist. Drücken Sie nun mit der rechten Hand gegen die rechte Kopfseite und halten Sie dem Druck stand. Atmen Sie fünfmal tief ein und noch etwas tiefer wieder aus. Lösen Sie die Haltung wieder. Legen Sie nun die linke Hand an die linke Schläfe und wiederholen Sie die Übung auf dieser Seite.

Legen Sie Ihre Handballen nebeneinander auf die Stirn, sodass die Finger zur Decke zeigen. Drücken Sie nun auf die gleiche Weise gegen die Stirn. Auch hier wieder fünfmal tief ein- und etwas tiefer wieder ausatmen.

Im vierten Schritt legen Sie die Hände verschränkt an Ihren Hinterkopf. Wiederholen Sie die Übung hier ein letztes Mal.



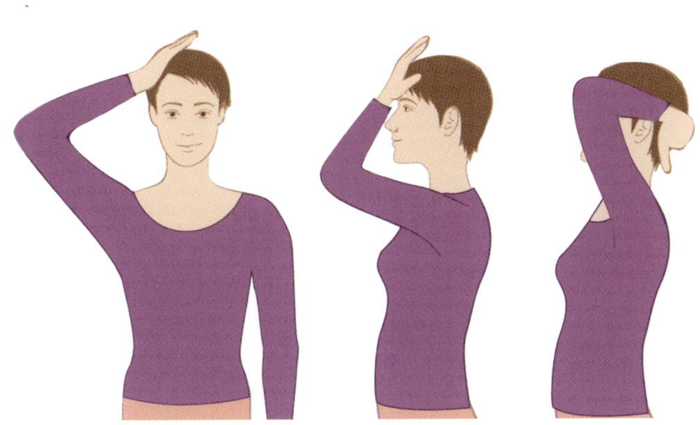

## Kopfdrehung

Halten Sie sich gerade, den Kopf aufrecht, die Schultern entspannt. Atmen Sie ein. Drehen Sie nun Ihr Kinn locker und langsam zur rechten Schulter, so weit es Ihnen möglich ist. Die Höhe des Kinns bleibt dabei gleich, als läge es auf einer Schiene, die um Ihren Kopf herumführt. Auch die Achse des Kopfes verändert sich nicht, er wird die ganze Zeit über senkrecht gehalten. Halten Sie an, atmen Sie aus und bewegen Sie das Kinn langsam zur Mitte zurück. Wiederholen Sie die Bewegung nun zur linken Seite. Atmen Sie aus, wenn Sie den Kopf zur Seite drehen, atmen Sie ein, wenn Sie zur Mitte zurück kommen.

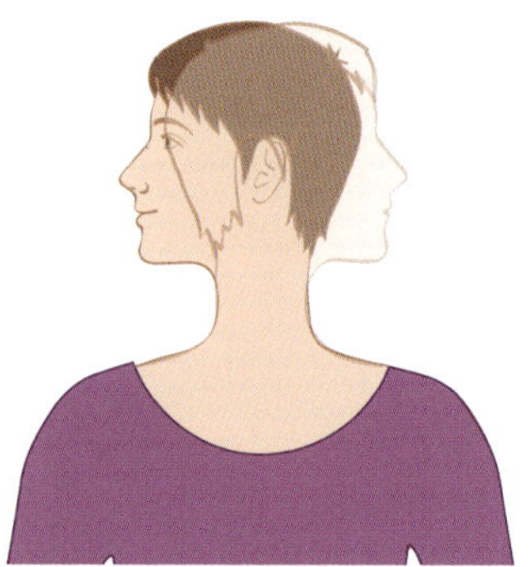

## Schulterzucken

Ziehen Sie beide Schultern zu den Ohren hoch und lassen Sie sie anschließend einfach wieder fallen. Dieses Fallenlassen ist wichtig! Die Schultern werden also nicht langsam abgesenkt.

Stellen Sie sich vor, die Schultern würden an einem Band zu den Ohren gezogen und Sie schnitten das Band plötzlich durch.

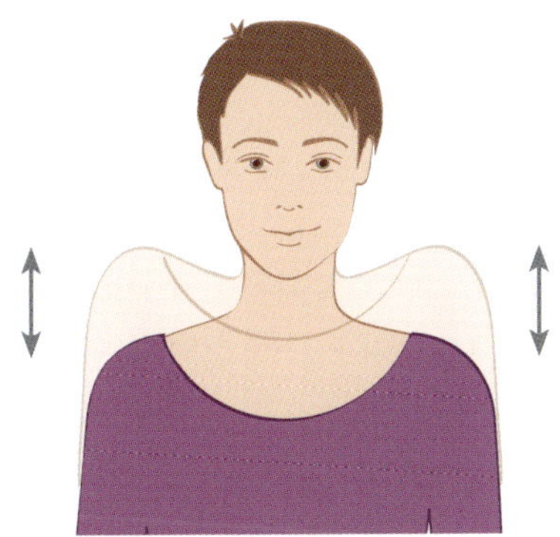

## Qi-Gong-Schulterlockerung

Zum Abschluss gönnen wir unserem Energiesystem eine kleine Lockerung, die sich ebenfalls sehr deutlich auf die Schultern auswirkt. Dazu stellen Sie sich aufrecht hin und lassen die Arme locker herunterhängen. Nun heben Sie das linke Bein vorne an, bis der Oberschenkel parallel zum Boden ist. Der Unterschenkel hängt locker nach unten. Bewegen Sie das Bein nun aus der Hüfte heraus nach außen, senken es ab und führen es zurück in die Ausgangsposition. Sie haben also einen Kreis nach außen durchgeführt. Wiederholen Sie die Bewegung mit dem rechten Bein. Führen Sie die Übung jeweils abwechselnd links–rechts–links–rechts mit jedem Bein zehnmal durch. Wenn Sie nicht gut auf einem Bein stehen können, lehnen Sie sich dabei an die Wand. Als ich diese Übung auf einer Fortbildung kennenlernte, war ich ganz überrascht, wie deutlich sie sich auf verspannte Schultern auswirkt.

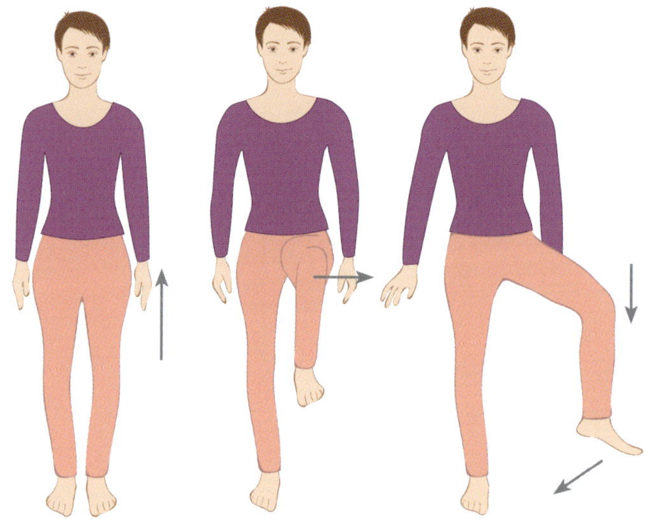

*Kontrollieren Sie regelmäßig Ihre Haltung am Arbeitsplatz. Führen Sie spätestens nach zwei Stunden Lockerungsübungen durch. Sie brauchen dafür nur zwei bis drei Minuten. Wie viel Zeit verschwenden Sie mit unwichtigen Informationen auf Ihrem Smartphone? Nutzen Sie diese Zeit besser für sich – Sie sind doch ein wundervoller Mensch! Sie sind positive Aufmerksamkeit wert!*

# ÜBUNGEN FÜR DAS SEHEN MIT DEM GEHIRN

Der Mensch sieht nicht nur mit dem Auge. Ohne die Funktionen des Gehirns könnten die Bilder, die das Auge empfängt, nicht interpretiert werden.

In unserer Vorzeit diente das Sehen dazu, Nahrung zu finden, Gefahren zu erkennen und ihnen zu begegnen. Daher hatte es einen besonders hohen Stellenwert. Heute liegt eine Hauptbedeutung des Sehens darin, Unterhaltungsangebote wahrzunehmen. Selbst die Kommunikation findet kaum noch direkt und persönlich statt. Stattdessen wird in sozialen Medien und Kurznachrichtendiensten viel getextet. Bei der direkten Kommunikation von Angesicht zu Angesicht spielt das Sehen eine große Rolle, denn der größte Teil der Information wird nonverbal übermittelt. Gesichtsausdruck, Körperhaltung, Leuchtkraft der Augen – all diese Informationen können in unserer modernen Welt, mit unseren unpersönlichen Kommunikationswegen oft nicht mehr wahrgenommen werden.

Inzwischen scheuen besonders junge Leute die direkte persönliche Konfrontation im Gespräch. Sie sind kaum noch in der Lage, einem anderen zu sagen: »Das gefällt mir so nicht.« Lieber schreiben sie eine Nachricht. So ist es auch nicht verwunderlich, dass der Satz »Ich sehe ganz entspannt und klar« ein unangenehmes Gefühl hervorruft, besonders wenn es darum geht, auch weniger schöne Dinge klar sehen zu können oder jemandem bei einer klaren Aussage in die Augen zu sehen.

## INNERE VERSPANNUNGEN LÖSEN

Emotionen können die Funktion unseres Gehirns blockieren. Wir kennen das vom Blackout durch Stress bei Prüfungen. Auch Organfunktionen können durch Emotionen ungünstig beeinflusst werden. Manche Menschen reagieren auf Stress mit Übelkeit oder mit Durchfall. Wenn wir die Sehfähigkeit unseres Gehirns stärken wollen, ist es von Bedeutung, unsere Emotionen zu betrachten. Erfreulicherweise sind in den letzten 25 Jahren eine ganze Reihe von Übungen entwickelt worden, die es sehr viel leichter machen, belastende Emotionen zu lösen.

*Es ist sinnvoll, sich immer zuerst um die emotionale Ebene zu kümmern. Dann können alle weiteren Übungen umso erfolgreicher sein.*

## Die Sehfähigkeit des Gehirns ganzheitlich stärken

Yoga ist ein Bestandteil des Ayurveda, der ganzheitlichen Gesundheitslehre aus Indien, aus der später auch die chinesische Akupunkturlehre hervorging. Viele Yoga-Übungen aktivieren genau wie die Akupunktur Meridiane durch Bewegung, durch Spannung und Entspannung. Wir wollen bei dieser Übung unsere Finger benutzen und mit ihnen bestimmte Akupunkturpunkte beklopfen. Nachweislich ändern Klopftechniken die Biochemie in unserem Körper hin zu mehr Entspannung. Wir können also die Meridian-Energie ganz einfach und frei von Nadelstichen nachhaltig positiv beeinflussen. Dabei verändern wir gleichzeitig die hormonelle Zusammensetzung unseres Blutes. Besonders seit den 1990er-Jahren macht man mit der Klopfakupressur erstaunliche Fortschritte. In den USA werden Klopftechniken besonders bei Ängsten und Traumata erfolgreich eingesetzt. Leider hinkt man diesbezüglich in Deutschland ein bisschen der Zeit hinterher.

Für diese Übung gehen wir davon aus, dass der Satz: »Ich sehe ganz entspannt klar« einen inneren Widerstand in Ihnen auslöst. Sprechen Sie den Satz laut aus. Was macht das mit Ihnen? Verspüren Sie Stress? Wissenschaftliche Studien belegen, dass die Kombination einer Aktivierung bestimmter Akupunkturpunkte und Meridiane mit der Fokussierung auf ein individuell stressauslösendes Thema den inneren Stress, den ein Mensch mit diesem Thema verbindet, auflösen kann. Das wollen wir in dieser Übung nutzen. Ich zeige Ihnen eine einfache Variante der Klopftechnik, die sogenannte »Mittellinientechnik«. Sie kann ohne Aufwand jederzeit genutzt werden, auch bei akuter Unsicherheit oder Ängstlichkeit.

### *So funktioniert die Klopfakupressur*

Legen Sie Ihre Brille ab. Klopfen Sie mit den Fingerspitzen entlang der Mittellinie Ihres Körpers. Der erste Punkt befindet sich oben auf dem Scheitel, der zweite Punkt liegt zwischen den Augenbrauen an der Nasenwurzel, der dritte Punkt liegt unterhalb der Nase, der vierte Punkt befindet sich im Kinngrübchen und der fünfte Punkt genau in der Mitte Ihrer Brust, oberhalb der Thymusdrüse.

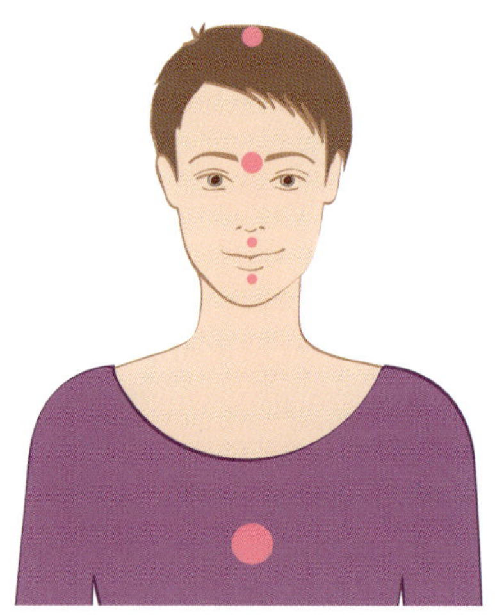

Sprechen Sie beim Klopfen: »Ich sehe ganz klar und meine Augen sind entspannt.« Jedes Mal, wenn Sie den Satz wieder aussprechen, wandern Sie einen Punkt weiter nach unten. Klopfen Sie mehrere Runden, mehrmals am Tag. Schauen Sie dabei auf die Buchstabentafel auf Seite 83.

Machen Sie sich keine Gedanken darum, ob Sie wirklich klar und entspannt sehen können. Das ist jetzt nicht wichtig. Es ist sehr wahrscheinlich, dass alle Buchstaben oder zumindest sehr viele Reihen vollkommen verschwommen sind. Diese Übung dient dazu, Ihr Gehirn wieder daran zu erinnern, dass klares und entspanntes Sehen möglich ist. Die innere Akzeptanz, die derzeit nicht vorhanden ist, wird auf diese Weise wiederhergestellt. Der Stress, den der Satz auslöst, wird aufgelöst. Wir schlagen also zwei Fliegen mit einer Klappe: Wir lösen die emotionale Blockierung in Bezug auf klares und entspanntes Sehen und wir geben dem Gehirn die Möglichkeit, seine Sehkraft wiederzufinden.

### *Eigene Worte finden*

Es ist möglich, dass der von mir vorgeschlagene Satz nicht wirklich *Ihr* Satz ist. Vielleicht treten Sie viel deutlicher in eine Resonanz mit dem Satz: »Ich bin bereit, alles in meinem Leben klar und deutlich zu erkennen.«

Versuchen Sie herauszufinden, welche Worte genau Ihre Gefühle widerspiegeln. Arbeiten Sie dann mit Ihrem persönlichen Satz. Mit den eigenen Worten erzielen Sie deutlich bessere Ergebnisse als mit vorgegebenen fremden Worten. Bleiben Sie dran, auch wenn es nicht sofort funktioniert. Erlauben Sie sich, Forscher zu sein, und entdecken Sie den genau für Sie und für Ihre persönliche Emotion passenden Satz. Sie können auch folgende Variante versuchen:

- 1. Runde: »Ich sehe unscharf/neblig/…« (Wählen Sie Ihre Worte.)
- 2. Runde: »Ich erlaube mir, scharf zu sehen, es ist sicher.«
- Weitere Runden: Wechseln Sie von Punkt zu Punkt ab, zuerst Satz 1, dann Satz 2 und so weiter. Beenden Sie die Übung stets mit Satz 2.

### *Motivieren Sie sich selbst*

Die beschriebene Klopfübung ist auch sehr nützlich, wenn Sie das Gefühl haben, es verändere sich so gar nichts zum Positiven. Auch ich komme immer wieder in diese Situation, besonders wenn ich mal wieder eine Woche keine Zeit hatte, meine Übungen zu machen. Ich merke den Unterschied sehr deutlich. Wenn ich fleißig übe, kann ich sehr viel häufiger mit der schwächeren Brille lesen. Wenn ich meine Übungen schleifen lasse, benötige ich wieder meine Lesebrille, da meine Augen sich noch nicht konstant positiv verändert haben. Ich habe dann öfters ein schlechtes Gewissen. Dann klopfe ich meine Punkte und

## Buchstabentafel

H V Z D S

M C O N U

N U B G F R E A

D H J K P A T P B W S

A C B H V R Z P I K D W T E F O

D H V Z G D S E K O A T F H I L C B

W R Z G D A K H F E B R T P M V N D B O D U V

G H V O C J K R E F T R S X M K L N R Z S O C N U E A W V U A R erzähle mir: »Ich habe schon wieder nicht geübt. Wieder eine Woche verschenkt. Das ärgert mich. Ich freue mich auf meine nächste Übung. Ich freue mich darauf, die Veränderung meiner Sehfähigkeit wahrzunehmen. Ich übe mit neuer Begeisterung!« In der Regel motivieren mich diese Sätze so, dass ich mir wieder die Zeit nehme, um regelmäßig zu üben.

## Die bildhafte Erinnerung stärken

Eine weitere Übung, welche die Sehfähigkeit des Gehirns stärken kann, verbessert auch gleichzeitig unser Erinnerungsvermögen. Menschen, die generell visuell veranlagt sind, werden mit dieser Übung weniger Schwierigkeiten haben als Menschen, die äußere Eindrücke großenteils über Töne wahrnehmen, also auditiv veranlagt sind.

In der Regel nehmen wir Menschen unsere äußere Welt über mehrere Sinneskanäle wahr. Ich bin zum Beispiel ein Mischtyp: Wenn ich etwas lernen will, muss ich es sehen und anfassen. Gesprochene Worte allein bleiben bei mir nicht hängen. Viele Menschen, die über das Sehen lernen, benutzen als zweiten Wahrnehmungskanal die Ebene des Fühlens, des Begreifens. Sie sind also visuell-kinästhetisch orientiert.

Erstaunlicherweise ist für viele auditiv orientierte Menschen die visuelle Welt nicht so leicht zugänglich. In der Lerntherapie begegnen mir oft

Kinder, die sich innerlich Sätze aufsagen, aber nicht in der Lage sind, sich an ein Wortbild zu erinnern.

Wir wollen nun aber das bildhafte Gedächtnis unseres Gehirns wieder aktivieren und trainieren. Wenn das Gehirn gelernt hat, sich an klare und scharfe Bilder zu erinnern, fällt es ihm wieder leichter, die Informationen aus den Augen ebenfalls in klare und scharfe Bilder umzusetzen. Sie können für diese Übung ein Memory-Spiel benutzen.

### *So funktioniert die Erinnerungsübung*

Setzen Sie Ihre Brille auf, damit Sie einen scharfen und klaren Blick haben. Wählen Sie drei verschiedene Memory-Karten aus. Prägen Sie sich von jeder Karte einen Gegenstand mit all seinen Besonderheiten ein. Drehen Sie nun die Karten um, sodass sie mit dem Bild zum Tisch liegen.

Rufen Sie sich nach zehn Sekunden die Bilder ins Gedächtnis. Vergleichen Sie Ihr Ergebnis mit den Karten. Wiederholen Sie die Übung zehnmal, immer mit den gleichen Objekten auf den Bildern. Machen Sie diese Übung einmal am Tag – Sie sehen, Sie brauchen gar nicht viel Zeit dafür.

Wenn Sie unterwegs sind, prägen Sie sich einfach drei Automarken mit unterschiedlichen Farben und die Endnummern ihrer Kennzeichen ein. Zum Beispiel Audi–blau–279, Opel–gelb–586. Versuchen Sie die Autobilder in Ihrem Kopf ein paar Mal zu reaktivieren. Suchen Sie sich dann neue Autos aus, die Ihnen unterwegs begegnen.

Auch zu Fuß können Sie üben. Bleiben Sie stehen und betrachten Sie drei verschiedene Blätter oder drei verschiedene Blüten. Schließen Sie die Augen und erinnern Sie sich so deutlich wie möglich an diese Blätter oder Blüten. Öffnen Sie die Augen und kontrollieren Sie Ihren inneren Eindruck. Wiederholen Sie die Übung ein paar Male, bevor Sie Ihren Weg weiter fortsetzen. Bleiben Sie ab und zu stehen und üben Sie.

### *Die Übung erweitern*

Der nächste Schritt in dieser Übung ist, das Objekt auf der Karte oder in der Natur ohne Brille anzusehen. In der Erinnerung sollte jedoch das Bild sehr klar erscheinen, so als hätten Sie es mit der Brille gesehen. Sie trainieren auf diese Weise Ihr Gehirn darin, verschwommene Eindrücke in klare umzuwandeln. So verbessern Sie die Sehfähigkeit Ihres Gehirns.

# ENTSPANNUNG FÜR DIE AUGEN

Entspannung für die Augen ist Entspannung für die Seele. Heißt es doch: »Die Augen sind das Tor zur Seele.« Schließen Sie das Tor. Gönnen Sie sich eine Auszeit.

Die Augen und ihre Muskeln arbeiten am besten, wenn sie immer wieder die Gelegenheit haben zu entspannen. Wir kennen das von den Muskeln in unserem Körper. Sind diese permanent angespannt, kommt es zu Verklebungen und Verkürzungen. Die Muskeln können nicht mehr arbeiten und in der Regel zeigt sich dies durch Schmerzen. Die Augen schmerzen eher selten, die Sicht wird einfach verschwommen. Die Muskulatur der Augen ist nicht mehr flexibel genug, um scharfes Sehen zu ermöglichen.

Natürlich wäre es wunderbar, wenn dieses Wissen schon zu Beginn der Schulzeit genutzt und in der Schule angewendet würde. Wie vielen Kindern könnte eine Brille erspart bleiben, wenn Sehtraining genauso wie der Schulsport eine Unterrichtseinheit wäre! Leider ist die Schule weit entfernt von ganzheitlichen Erkenntnissen. Hier geht es immer noch nur darum, möglichst viel Wissen in die jungen Gehirne einzupflanzen.

Es ist also schon fünf vor zwölf, wenn wir mit dem Sehtraining beginnen. Ein gutes Sehtraining beinhaltet immer auch Übungen zur Entspannung und zur Lockerung der Augenmuskeln. Diese Übungen sind für jede Art von Sehstörung hilfreich, genauso wie die Übungen zur Stärkung der Augenmuskulatur. Ganz egal, ob Sie weitsichtig oder kurzsichtig sind, Sie sollten täglich ein bis zwei dieser Übungen durchführen.

Die Augenmuskeln verspannen sich, wenn sie permanent Objekte in der gleichen Entfernung fokussieren müssen. Dies geschieht zum Beispiel, wenn wir sehr viel lesen oder am Computer arbeiten. Auch handwerkliche Arbeit, bei der Dinge sehr genau aus einem kurzen Abstand betrachtet werden müssen – wie zum Beispiel im Bereich der Feinmechanik –, kann zu Verspannungen der Augenmuskulatur führen.

Wählen Sie sich aus den folgenden Übungen jene aus, die für Sie gerade in Ihrer Umgebung passend erscheinen. Für den Blick in die Ferne ist zum Beispiel nicht unbedingt ein Besuch am Meer notwendig. Wer in der Stadt wohnt, kann die Übung auch vom Fenster aus, in einem Park oder in irgendeiner sonstigen möglichst offenen Umgebung machen.

## Blick in die Ferne

Für den Blick in die Ferne ist es nur notwendig, in eine Richtung Platz zu haben – Sie sollten möglichst weit gucken können. Stehen Sie bequem oder setzen Sie sich auf einen Stuhl oder eine Bank. Nehmen Sie Ihre Brille ab. Achten Sie auf entspannte Schultern. Atmen Sie nun einige Male tief ein und aus. Lassen Sie die Umgebung auf sich wirken. Schließen Sie einen Moment die Augen.

Öffnen Sie die Augen wieder und schauen Sie auf den Boden vor Ihren Füßen. Lassen Sie Ihre Augen dann nach vorne wandern, in die Ferne. Lassen Sie Ihren Blick langsam in der Weite hin und her schweifen.

Wenn etwas in Ihr Blickfeld kommt, das sich bewegt, verfolgen Sie es eine Weile mit den Augen. Wolken, Vögel, entfernte Spaziergänger … Es ist vollkommen in Ordnung, wenn Ihre Augen die Umgebung nicht klar sehen können. Nach ein paar Minuten schließen Sie die Augen und palmieren.

### *Variante am Arbeitsplatz*

Wenn Sie die Möglichkeit haben, am Arbeitsplatz aus dem Fenster hinaus in den Himmel zu schauen, dann können Sie diese Übung auch zwischendurch in der Arbeit machen. Ihre Augen werden Ihnen dafür dankbar sein.

Nehmen Sie zunächst Ihre Brille ab und schließen Sie die Augen. Atmen Sie tief ein und aus, gähnen Sie ausgiebig und räkeln Sie sich. Richten Sie den Blick kurz auf Ihren Bildschirm und lassen Sie ihn dann über den Bildschirmrand hinweg aus dem Fenster hinaus in die Ferne wandern. Blinzeln Sie ein paar Male und schließen Sie dann erneut die Augen. Bleiben Sie für ein paar tiefe Atemzüge mit geschlossenen Augen sitzen, bevor Sie Ihre Arbeit wieder aufnehmen.

Nicht nur der Mensch an sich entspannt sich beim Wandern, auch das Auge liebt es, umherzuwandern. Da wir Dinge, mit denen wir vertraut sind, klarer sehen, ist das Wandern der Augen eine wertvolle Übung, um das Sehen mit dem Auge und das Sehen mit dem Gehirn miteinander zu kombinieren.

Dabei unterscheiden wir das sanfte Umwandern von Gegenständen und das Hin-und-Her-Wandern von einem Gegenstand zum anderen. Während das Umwandern das Auge darin unterstützt, entspannt ganzheitlich wahrzunehmen, trainiert eine andere »Wanderübung« – auch als Blickstafette bekannt (siehe Seite 107 f.) – die Nah- und Ferneinstellung der Augenlinse. Die Augenmuskeln befinden sich dabei durch unterschiedliche Entfernungen in einem Wechsel zwischen Anspannung und Entspannung.

## Augenspaziergang

Wenn Sie nicht zu verschwommen sehen und sich auch ohne Brille in der Umgebung sicher fühlen, machen Sie doch einmal einen Augenspaziergang. Das geht auch in der Mittagspause oder auf dem Weg vom Bus nach Hause.

Wählen Sie eine möglichst abwechslungsreiche Umgebung, die viele verschiedene Formen und Farben bietet. Öffnen Sie Ihren Blick für das Ganze. Lassen Sie Ihren Blick locker schweifen. Wenn sich etwas bewegt – ein Blatt, ein Tier, eine Wolke –, folgen Sie diesem mit entspannter Gelassenheit. Sie müssen nichts scharf sehen. Lassen Sie den Blick einfach schweifen und tauchen Sie in ein Gefühl der Freude über die Schönheit der Erde ein. Das ist einfacher in der Natur als in der Stadt. Aber auch dort gibt es Schönheit zu bewundern.

Diese Übung wirkt vitalisierend auf die Augen und stärkt das positive Allgemeinbefinden. Gleichzeitig wird Stress abgebaut. Diese Übung tut übrigens auch mit Brille auf der Nase gut.

## Umwandern

Suchen Sie sich mit den Augen ein Objekt aus, das Ihnen gefällt oder das gerade sehr präsent in Ihrem Blickfeld ist. Nehmen Sie Ihre Brille ab.

Stellen Sie sich vor, Ihre Augen würden in der Verlängerung Ihres Blickes einen weichen Pinsel oder einen Schwamm halten. Streichen Sie mit diesem imaginären weichen Gegenstand ganz sanft über die Außenränder des ausgewählten Objektes. Zeichnen Sie dieses nun liebevoll nach. Bewegen Sie den Kopf dabei leicht mit. Machen Sie sich auf diese Weise langsam mit dem Gegenstand vertraut. Versuchen Sie, bei kugelförmigen Objekten auch die Wölbung nach vorne zu spüren.

Blinzeln Sie bei dieser Übung regelmäßig! Denken Sie auch daran, tief und gleichmäßig zu atmen, und achten Sie auf entspannte Schultern. Schließen Sie nach zwei bis drei Minuten die Augen und palmieren Sie.

## Augenbad

Am Morgen nach dem Aufstehen oder nach einem langen Tag werden die Augen durch ein Augenbad erfrischt und gereinigt. Besonders auch bei trockenen Augen und bei einer Pollenallergie ist ein Augenbad sehr angenehm. Sie benötigen dafür keine Hilfsmittel, sondern einzig und allein saubere Hände und klares Wasser.

Geben Sie lauwarmes Wasser in eine Schüssel oder in ein sauberes Waschbecken. Beugen Sie den Kopf nach vorn und schöpfen Sie mit den Händen etwas von dem Wasser. Legen Sie Ihre Augen in dieses Wasser und klimpern Sie dabei mit den Augenlidern.

Schöpfen Sie neues Wasser, beugen Sie sich wieder mit den Augen hinein und versuchen Sie, die geöffneten Augen im Wasser hin und her zu bewegen. Vielleicht denken Sie daran, wie Sie als Kind im Schwimmbad unter Wasser nach Ihren Kameraden Ausschau gehalten haben.

Sie können die Augen auch abwechselnd baden, wenn Ihnen das leichter fällt. Auch Wechselbäder mit kühlem und warmem Wasser sind für die Augen angenehm. Darüber hinaus sind im Handel auch Augenbadewannen aus Glas oder Kunststoff erhältlich, die diese Übung etwas erleichtern können. Pollenallergiker verwenden diese Augenbadewannen regelmäßig.

## Augenrollen

Diese Übung entspannt den Nacken und fördert die Durchblutung der Augen. Gleichzeitig werden die Muskeln gelockert, die für die Scharfstellung zuständig sind. Auch diese Übung können Sie jederzeit überall zwischendurch durchführen. Sie kann in fast jeder Situation angewandt werden: ob es die Werbepause beim Fernsehen ist, die Wartezeit auf dem Zahnarztstuhl, die ungestörte Zeit auf der Toilette oder ein Moment des bewussten Innehaltens in der Hektik des Alltags.

Ich mache diese Übung mehrmals am Tag, besonders wenn ich längere Zeit am Schreibtisch gesessen habe. Aber auch wenn ich ein Buch lese, dehne ich zwischendurch meine Augenmuskeln. Ich empfinde das immer als sehr wohltuend. Die

Übung ist besonders wirksam, wenn sie mehrmals täglich in kurzen Intervallen geübt wird.

Setzen Sie sich bequem hin. Wenn Sie die Übung im Stehen machen, dann achten Sie auf entspannte Knie und eine aufrechte Haltung. Die Schultern sind ebenfalls wieder entspannt und Ihre Hände liegen locker auf dem Unterbauch. Sie bewegen nun Ihre Augen (nicht den Kopf!) in unterschiedliche Richtungen:

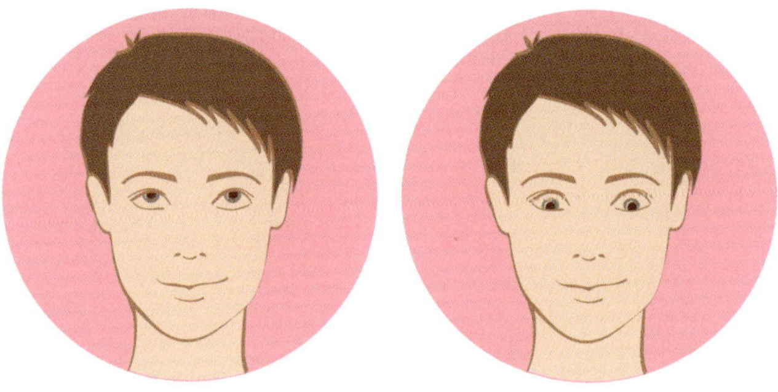

- Blicken Sie so weit wie möglich nach oben. Atmen Sie dabei einmal tief ein und aus.
- Blicken Sie so weit wie möglich nach unten. Atmen Sie dabei einmal tief ein und aus.
- Schließen Sie die Augen für einen Atemzug.

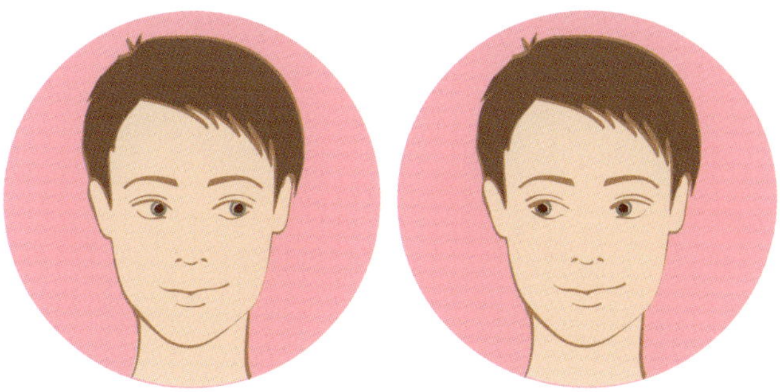

- Blicken Sie so weit wie möglich nach links. Atmen Sie dabei einmal tief ein und aus.
- Blicken Sie so weit wie möglich nach rechts. Atmen Sie dabei einmal tief ein und aus.
- Schließen Sie die Augen für einen Atemzug.

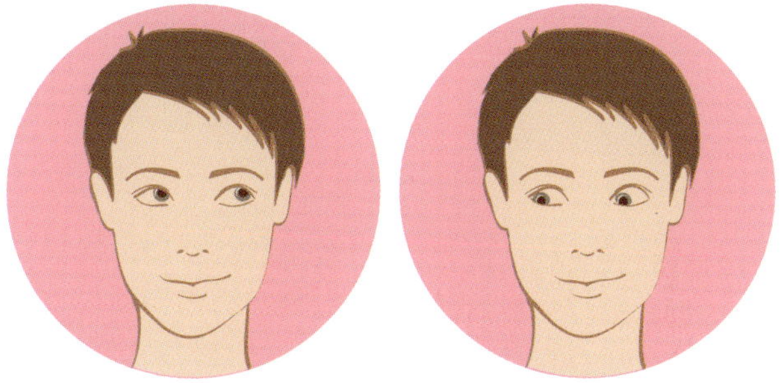

- Blicken Sie so weit wie möglich diagonal nach links oben. Atmen Sie dabei einmal tief ein und aus.
- Blicken Sie so weit wie möglich diagonal nach rechts unten. Atmen Sie dabei einmal tief ein und aus.
- Schließen Sie die Augen für einen Atemzug.

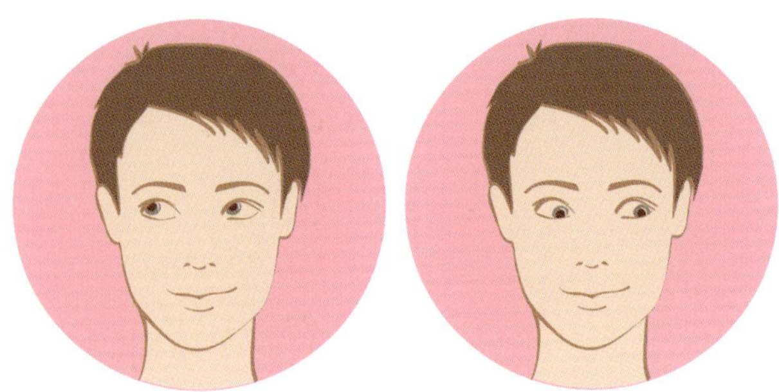

- Blicken Sie so weit wie möglich diagonal nach rechts oben. Atmen Sie dabei einmal tief ein und aus.
- Blicken Sie so weit wie möglich diagonal nach links unten. Atmen Sie dabei einmal tief ein und aus.
- Schließen Sie die Augen für einen Atemzug.

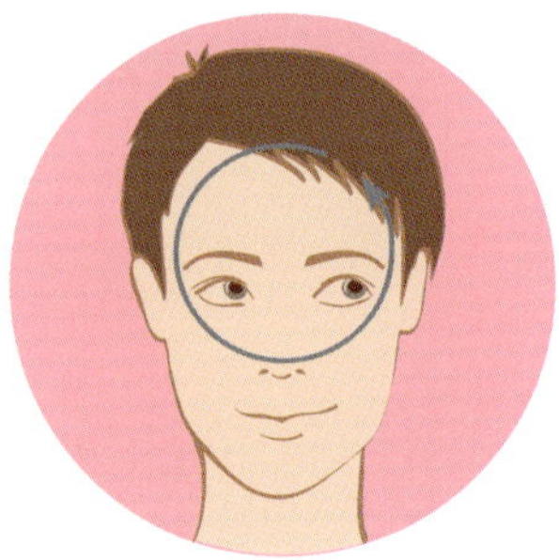

- Malen Sie im Uhrzeigersinn einen großen Kreis mit den Augen.
- Kreisen Sie die Augen gegen den Uhrzeigersinn.
- Schließen Sie die Augen und palmieren Sie.

## Augenmassage

Ich liebe die Kopfmassage beim Friseur, wenn dieser mir die Haare wäscht. Genauso wohltuend sind Augenmassagen. Sie entspannen und beleben zugleich durch die Aktivierung verschiedener Akupunkturpunkte. Sie gehören eigentlich in jede Mittagspause.

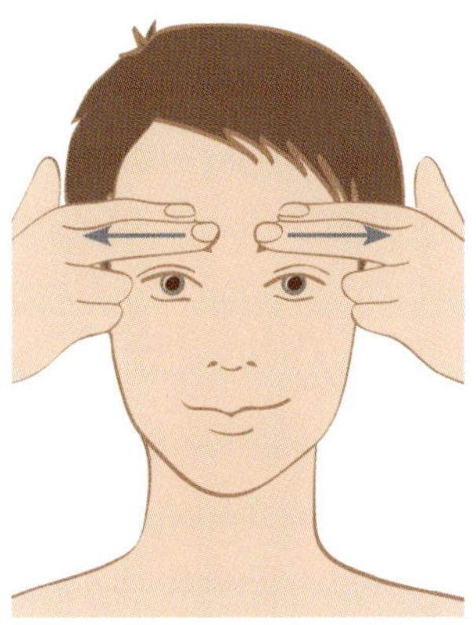

**Schritt 1:** Setzen Sie den Zeigefinger und den Mittelfinger an der Nasenwurzel an. Streichen Sie von dort nach oben über die Augenbrauen hinweg bis zur Schläfe.

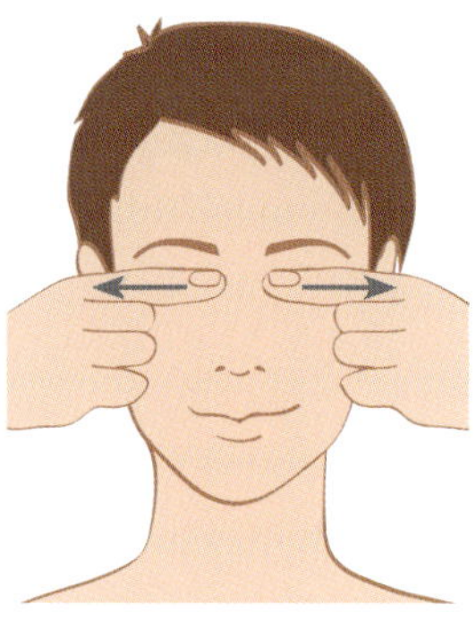

**Schritt 2:** Schließen Sie die Augen. Streichen Sie mit dem Zeigefinger in der Lidfalte von der Nasenwurzel nach außen bis zu den Augenaußenwinkeln. Bewegen Sie den Finger entlang des Knochenrandes und nicht auf dem Augapfel.

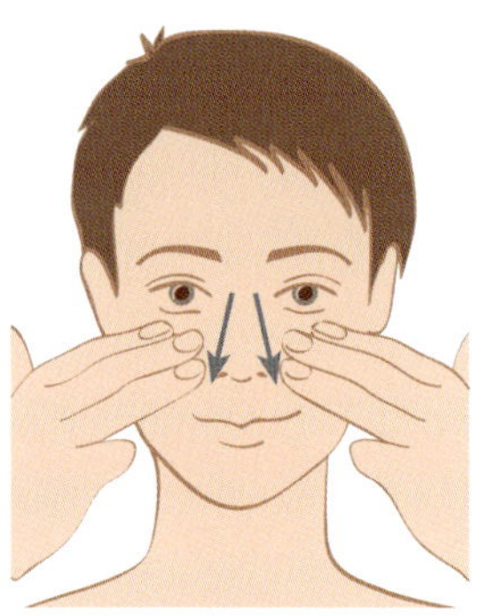

**Schritt 3:** Setzen Sie nun den Mittelfinger am Augeninnenwinkel/Nasenwurzel an und drücken Sie etwa 3 Sekunden kräftig in diesen Winkel. Streichen Sie dann von dort am Rand der Nase entlang gemeinsam mit Zeige- und Ringfinger nach unten in direkter Linie bis an die Mundwinkel.

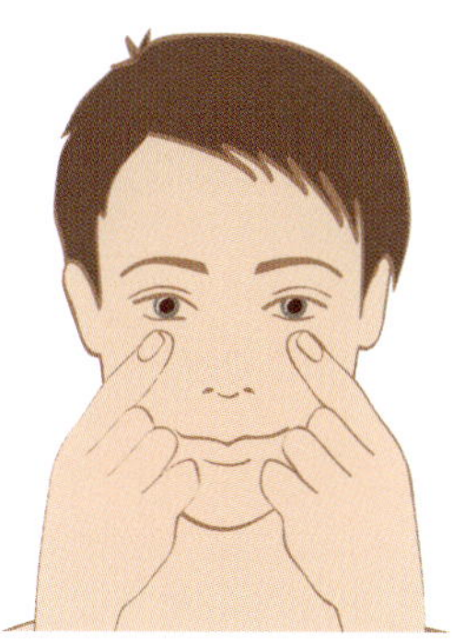

**Schritt 4:** Nun ist wieder der Zeigefinger dran. Setzen Sie ihn mittig unter das Auge auf das Jochbein. Massieren Sie diese Stelle sanft kreisend zehnmal in jede Richtung.

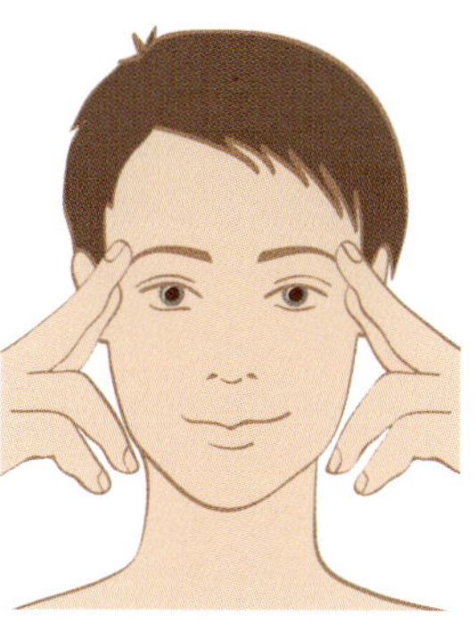

**Schritt 5:** Als Nächstes legen Sie den Mittelfinger und den Zeigefinger in Höhe der Augen auf die Schläfen und massieren die Schläfen sanft mit den Fingerkuppen.

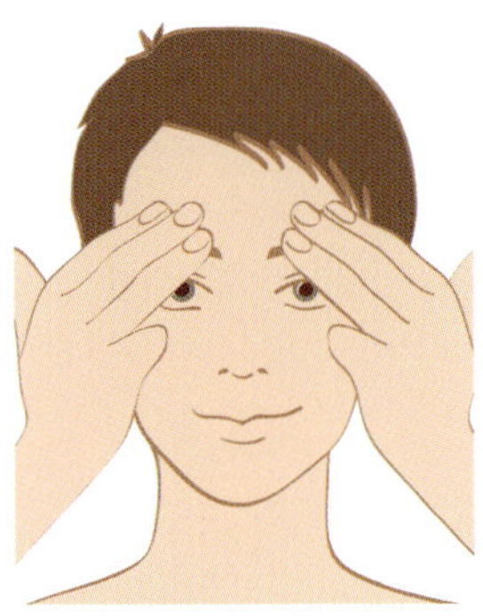

**Schritt 6:** Setzen Sie jetzt Zeige-, Mittel- und Ringfinger auf die Augenbrauen und massieren Sie dort kreisend etwa zehnmal in beide Richtungen.

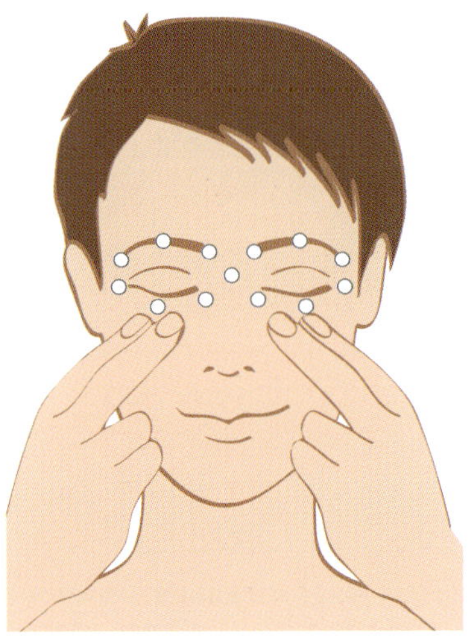

**Schritt 7:** Abschließend beklopfen Sie nun mit Zeige- und Mittelfinger die knöcherne Augenhöhle rings um die Augen herum etwa eine Minute lang. Palmieren Sie zum Abschluss.

## Lichtbad

Bei uns im Norden gibt es leider häufiger Zeiten mit schlechtem Wetter. Dann ist es ziemlich dunkel draußen. An solchen Tagen lässt sich das Lichtbaden auch mithilfe einer Glühbirne, einer Tageslichtlampe oder eines Lichttherapiegerätes durchführen. Es wirkt nicht nur entspannend auf die Augen und die Psyche. Es unterstützt auch die Bildung augenstärkender Vitamine und stärkt die Netzhaut.

Besonders schön ist ein Lichtbad, wenn Sie vorher palmiert haben. Es ist wundervoll zu beobachten, wie sich die Farben, die beim Palmieren entstanden sind, langsam verändern. Das Lichtbaden funktioniert ganz einfach und ist sehr wohltuend:

Setzen Sie sich bequem hin oder stehen Sie ganz entspannt mit lockeren Knien und hängenden Armen. Wenden Sie Ihr Gesicht der Sonne (oder Ihrer Lichtquelle) zu und schließen Sie sanft Ihre Augen. Bewegen Sie langsam Ihr Gesicht in alle Richtungen. Genießen Sie das Licht und die Wärme, die Sie dabei aufnehmen.

Palmieren Sie im Anschluss noch einmal ein paar Minuten und genießen Sie das wunderschöne Farbenspiel, das auch jetzt wieder vor Ihrem inneren Auge dabei entstehen kann.

## Farbensehen

Eine Übung, die ich immer wieder sehr gerne mag, weil sie nicht nur entspannt, sondern auch die Aufmerksamkeit stärkt, ist das Farbensehen. Auch diese Übung können Sie an jedem Ort durchführen. Sie eignet sich besonders für Wartezeiten.

Egal, wo Sie sich gerade befinden, wählen Sie eine Farbe. Vielleicht ist es jetzt die Farbe Blau. Schauen Sie sich ganz entspannt und gelassen um. Wo entdecken Sie die Farbe Blau? In welcher Intensität und Farbnuance ist sie vorhanden? Lassen Sie Ihren Blick schweifen. Wie viel Blaues gibt es zu entdecken?

Wiederholen Sie das Spiel mit den Farben Ihrer Wahl so oft, wie es Ihnen Spaß macht. Sie können gerne Ihre Brille aufbehalten. Wie verändert sich Ihre Wahrnehmung, wenn Sie in der zweiten Runde Ihre Brille abnehmen? Wichtig ist, sich ohne Brille nicht anzustrengen, etwas klar sehen zu wollen. Immer schön entspannt bleiben und einfach Spaß haben! Mit Wollen und Müssen werden Sie nichts erreichen.

## Schwingen

Das Schwingen ist eine Übung, die den ganzen Körper entspannt, wenn der Tag besonders anstrengend war. Auch wenn die Augen brennen, weil Sie lange bei ungünstigem Licht auf den Bildschirm gestarrt haben, und Nacken und Schultern verspannt sind, ist diese Übung ganz wundervoll. Mit entspannten Augen können Sie auch besser einschlafen, denn der Körper muss keine Extra-Energie zur Beruhigung der Augen bereitstellen.

Vielleicht möchten Sie auch gerne vorher noch ein Augenbad nehmen. Ein schwacher Auszug aus Augentrost (als Tee erhältlich) macht aus dem Bad zusammen mit dem Schwingen eine ganzheitliche Zeremonie zum Tagesabschluss.

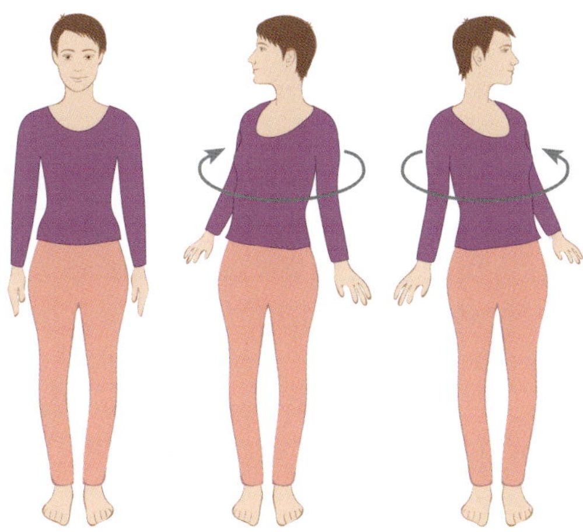

Legen Sie die Brille ab. Stellen Sie sich locker aufrecht an einen Platz, der Ihnen genügend Raum zum Schwingen beider Arme bietet. Lassen Sie die Arme locker seitlich am Körper hängen. Führen Sie nun mit dem Kopf und dem Oberkörper eine Drehbewegung aus der Hüfte heraus erst zur rechten und dann zur linken Seite aus. Wiederholen Sie diese Drehung. Bewegen Sie sich dabei langsam. Die Augen wandern ohne Fokussierung durch den Raum.

Wenn Sie die Füße dabei am Boden stehen lassen, lockern Sie gleichzeitig die Beweglichkeit Ihrer Körpermitte und ganz besonders die Lendenwirbelsäule. Sie dürfen aber auch gerne die Fersen in der Drehbewegung mit anheben, wenn Ihnen das angenehmer ist.

Nun haben Sie schon eine große Auswahl an Übungen, die Ihre Augen entspannen und gleichzeitig ganzheitlich Ihr Wohlbefinden stärken. Diese Übungen sollten stets am Anfang Ihres Sehtrainings stehen und auch immer wieder zwischendurch geübt werden, denn verspannte Muskulatur kann nur schlecht trainiert werden.

Im nächsten Abschnitt des Buches wollen wir uns damit beschäftigen, die Beweglichkeit Ihrer Augen zu fördern und damit auch die Muskulatur zu kräftigen, welche die Linse dazu befähigt, scharfzustellen.

# AUF DEM WEG ZUM ADLERAUGE

Die Übungen in diesem Kapitel dienen dazu, die Flexibilität Ihrer Augenmuskeln wiederherzustellen. Innere und äußere Augenmuskeln werden sanft trainiert und gleichzeitig gedehnt. Eine beginnende Altersweitsichtigkeit kann gestoppt werden, ebenso eine beginnende Kurzsichtigkeit. Schon länger bestehende Fehlsichtigkeiten können sich bessern. Kombinieren Sie die Muskelübungen mit Entspannungsübungen und palmieren Sie am Ende Ihrer persönlichen Übungsreihe.

## DIE BEWEGLICHKEIT DER AUGEN FÖRDERN

Wer lange Zeit eine Brille getragen hat, bei dem sind die Augenmuskeln jetzt wahrscheinlich etwas eingerostet. Ohne Übungen, die die Augenmuskeln wieder lockern und dehnen, wird es nichts mit der Verbesserung der Sehfähigkeit. Es ist aber auch wichtig, langsam anzufangen und die Muskulatur nicht zu überfordern. Wir wollen also mit einer kleinen Übung beginnen, die Sie wieder überall ausführen können. Nutzen Sie dazu jede kleine Pause, die Sie haben.

## Verfolgungsjagd

Setzen oder stellen Sie sich entspannt hin. Denken Sie daran: Im Stehen sind die Knie stets locker. Bilden Sie mit einer Hand eine lockere Faust und richten Sie den Daumen auf. Bewegen Sie den Daumen mit locker gestrecktem Arm vor den Augen hin und her. Verfolgen Sie dabei keine festen Bahnen, sondern schwingen Sie mal nach oben, mal nach unten, gerade oder diagonal und im Kreis. Variieren Sie die Geschwindigkeit. Lassen Sie Ihren Kopf dabei möglichst unbewegt und folgen Sie dem Daumen nur mit den Augen.

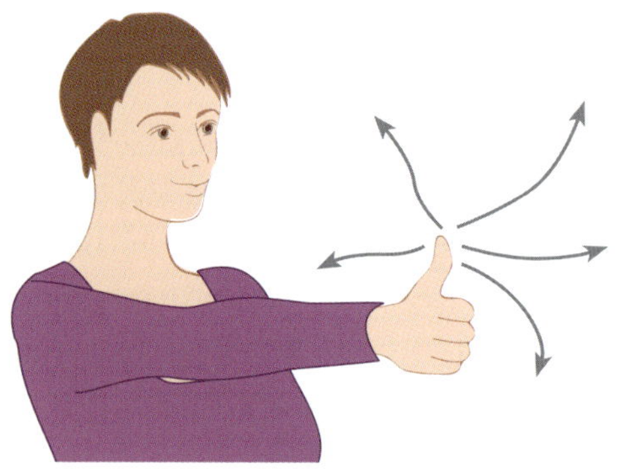

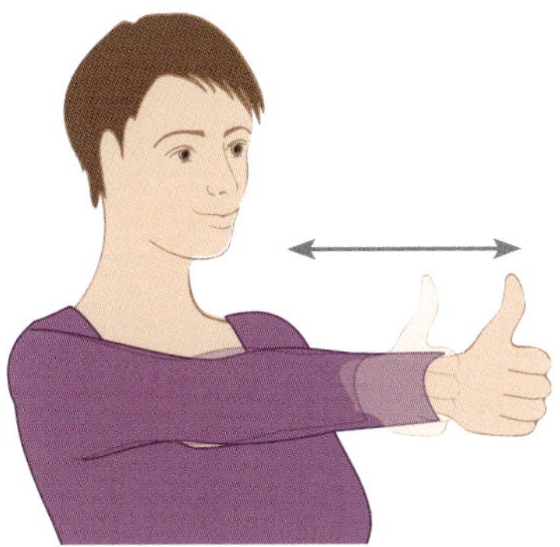

Im letzten Schritt halten Sie den Daumen dicht vor die Augen und bewegen ihn dann schnell geradeaus von sich weg. Der Blick bleibt auf dem Daumen. Führen Sie den Daumen langsam wieder an die Augen heran. Wiederholen Sie dies einige Male.

## Blickstafette

Diese Übung können Sie überall machen. Ganz egal, ob Sie am Arbeitsplatz sind, an der Kasse stehen oder im Wartezimmer beim Arzt sitzen – die Blickstafette passt überall. Sie trainiert besonders gut die Nah- und Ferneinstellung der Augenlinse. Also genau das, was wir wollen! Ich mache diese Übung gerne beim Frühstück und in der Mittagspause. Sie ist so schön einfach. Auch hier wird wieder ohne Brille geübt.

Die Blickstafette ist eine Wanderung von einem Gegenstand zum nächsten und wieder zurück. Sie wählen sich Gegenstände in vier Entfernungen aus. Versetzen Sie sich innerlich in eine Haltung voller Interesse. Ihr Unterbewusstsein sollte auf »neugierig sein« eingestellt sein.

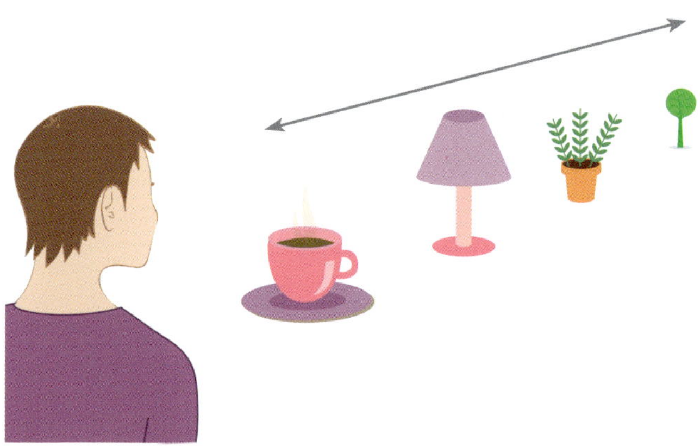

Und dann geht es los, zum Beispiel so: Betrachten Sie Ihre Teetasse. Betrachten Sie eine Stehlampe in Ihrer Nähe. Betrachten Sie eine Pflanze etwas weiter entfernt auf der Fensterbank. Betrachten Sie einen Baum draußen im Garten.

Wandern Sie mit Ihrem Blick zwischen diesen vier Entfernungen hin und her. Verweilen Sie auf jedem Gegenstand einen Moment und geben Sie Ihren Augen Zeit, die Schärfe zu korrigieren. Es ist vollkommen in Ordnung, wenn dies nicht zu Ihrer Zufriedenheit gelingt. Das wäre auch zu viel erwartet. Im Laufe der Zeit werden Sie jedoch Veränderungen feststellen.

## Blickwinkelerweiterung

Die Astronomie verwendet das periphere Sehen, welches dort auch als indirektes Sehen bezeichnet wird, bei der Beobachtung sehr lichtschwacher Sterne. Hierbei blickt der Beobachtende nicht direkt auf das Himmelsobjekt, sondern ganz knapp daran vorbei. Mütter benutzen das periphere Sehen unbewusst zur Wahrnehmung ihrer spielenden Kinder im seitlichen Hintergrund.

Wenn Ihre Augen es gewohnt sind, überwiegend nach vorne zu sehen, geht normalerweise dieser Blick für das Ganze verloren. Die äußeren Elemente des Sichtfeldes werden nicht mehr erkannt und viele Informationen daher nicht mehr im Gehirn verarbeitet. Das lässt sich ändern!

Während Ihr Auge beim Geradeaus-Sehen stets die zentrale Stelle der Netzhaut – die Sehgrube oder Fovea (siehe Seite 34) zum Fixieren eines Objektes benutzt, erfolgt beim peripheren Sehen die Wahrnehmung durch daneben gelegene Areale. Im Grunde schauen Sie die Objekte, die Sie beim peripheren Sehen erfassen, gar nicht direkt an, sondern Sie schauen an ihnen vorbei. Für die Wahrnehmung von Bewegungen ist das periphere Sehen sehr effizient. Da dazu vorwiegend die Hell-Dunkel-Stäbchen der Netzhaut aktiv sind (siehe Seite 32), funktioniert es auch bei geringer Helligkeit.

Zur Weiterleitung der Informationen an das Gehirn stehen dem peripheren Sehen 50 Prozent des Sehnervs zur Verfügung. Die anderen 50 Prozent werden vom langsameren fovealen System genutzt. Erst beides zusammen ermöglicht uns ein umfassendes Blickfeld. Die folgende kleine Übung unterstützt Sie darin, die Peripherie wieder besser wahrzunehmen.

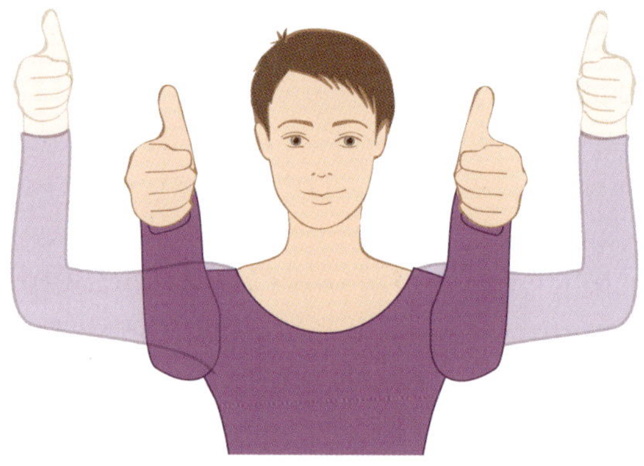

Setzen oder stellen Sie sich bequem hin und halten Sie den Kopf gerade. Bilden Sie mit den Händen eine lockere Faust und strecken Sie Ihre Daumen geradeaus nach oben. Bewegen Sie die Daumen auf Augenhöhe oder etwas höher rechts und links in Richtung Ihrer Ohren und beobachten Sie, wie weit Sie nach hinten gehen können, bis die Finger aus Ihrem Blickfeld verschwinden. Bewegen Sie Ihre Finger wieder ein Stück in das Blickfeld hinein und langsam nochmals heraus. Blinzeln Sie zwischendurch mit den Augen. Wiederholen Sie diese Übung mehrmals täglich für 30 Sekunden bis eine Minute. Schließen Sie im Anschluss die Augen und palmieren Sie.

## AUGENYOGA VON SWAMI SATYANANDA SARASWATI

Swami Satyananda Saraswati (1923–2009) begründete im Jahr 1963 die Bihar School of Yoga, die sich der Erforschung von Yoga verschrieben hat. Satyananda Saraswati verfasste über 80 Bücher, die international rezipiert wurden. Sein Buch »Asana Pranayama Mudra Bandha« ist in unseren Breiten die Grundlage vieler Yogakurse und Yogalehrer-Ausbildungen. Das Palmieren und das Sonnenbaden – beides Übungen, die zum Augentraining nach Bates gehören, – stammen ebenfalls ursprünglich aus dieser Yogalehre.

Die folgenden Augen-Yogaübungen unterstützen die Flexibilität der Augenmuskeln und beleben den Sehnerv. Das Palmieren zur Augenberuhigung und Entspannung kennen Sie ja nun schon. Es ist auch im traditionellen Yoga ein fester und wichtiger Bestandteil der Augenübungen.

### Seitwärtsblicken

Die erste Yogaübung ist das Seitwärtsblicken. Sie dehnt und kräftigt die inneren und äußeren Augenmuskeln. Setzen Sie sich für diese Übung auf einen Stuhl oder mit gestreckten Beinen auf den Boden. Halten Sie den Kopf gerade. Die Arme werden in Schulterhöhe nach rechts und links ausgestreckt. Die Daumen zeigen nach oben, sie sollten sich gerade eben noch in Ihrem Blickfeld befinden.

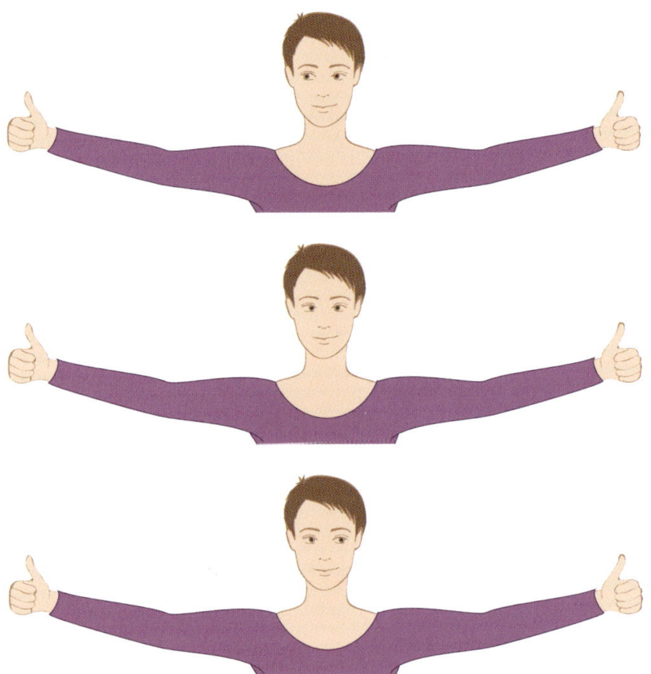

Schauen Sie in fließender Bewegung nun zuerst zum rechten Daumen, anschließend schielend zu einem Punkt zwischen den Augenbrauen, dann zum linken Daumen und wieder zwischen die Augenbrauen. Bewegen Sie dabei nur die Augen.

Binden Sie Ihre Atmung ein: Atmen Sie aus, wenn das Auge zum Daumen wandert. Atmen Sie ein, wenn der Blick zwischen die Augenbrauen wandert.

## Blick zur Seite und nach vorn

Für die zweite Übung bleiben Sie einfach so sitzen wie in der ersten Übung. Sie können auch stehen. Ein Arm bleibt seitlich gestreckt, den anderen führen Sie gestreckt nach vorne. Der Blick wandert mit dem Atem vom seitlichen Daumen zum vorderen Daumen und wieder zurück. Wiederholen Sie diese Übung 15- bis 20-mal und schließen Sie dann die Augen. Wiederholen Sie die Übung im Geiste noch weitere zehn Mal.

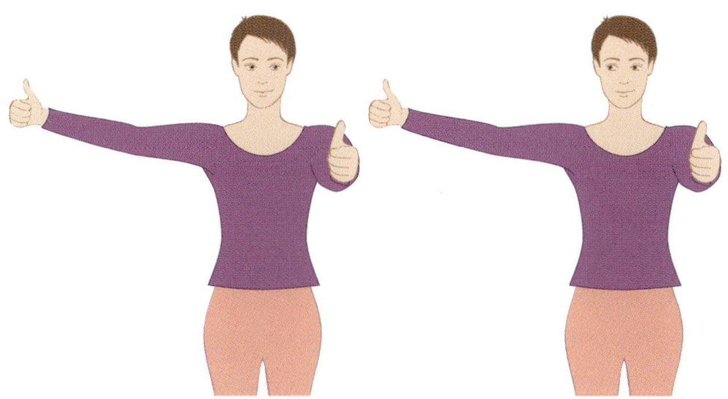

Wechseln Sie nun die Seite: Wenn zuerst der rechte Arm seitlich ausgestreckt war, so ist es nun der linke. Palmieren Sie danach.

## Den Blick kreisen lassen

Ähnlich wie bei unserer Übung »Verfolgungsjagd« (siehe Seite 106) folgt der Blick dem Daumen, der nun jedoch am ausgestreckten Arm einen großen Kreis beschreibt. Die Augen bleiben dabei auf den Daumen fixiert, der Kopf wird ruhig und gerade gehalten. Üben Sie dies fünfmal im Uhrzeigersinn und fünfmal entgegen dem Uhrzeigersinn. Setzen Sie für diese Übung bitte die Brille ab. Im Anschluss wird wieder palmiert.

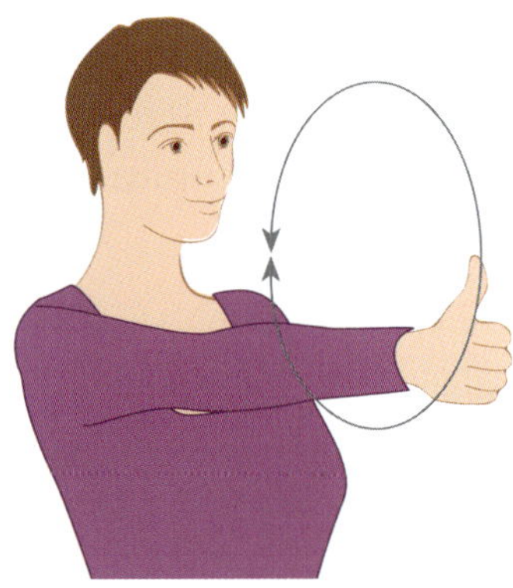

Eine positive Nebenwirkung dieser Übung betrifft die Schultergelenke. Durch die Bewegung des gestreckten Arms werden die Gelenke mobilisiert.

### Wechselblick nach oben und nach unten

Beide Arme sind lang ausgestreckt. Die lockeren Fäuste ruhen auf den Knien, die Daumen zeigen nach oben. Heben Sie langsam den linken Arm und folgen Sie mit den Augen dem Daumen, ohne den Kopf zu bewegen. Atmen Sie dabei langsam ein. Ausatmend senken Sie den Arm wieder ab, Ihr Blick bleibt weiter auf den Daumen fixiert.

Wiederholen Sie die Übung mit dem anderen Arm. Führen Sie beide Seiten fünfmal im Wechsel durch. Auch nach dieser Übung palmieren Sie bitte wieder.

## Schielübung

Unsere letzte Augenyoga-Übung nach Satyananda Saraswati unterstützt das Scharfstellen durch die Linse. Diese Übung ist besonders für Kurzsichtige hilfreich.

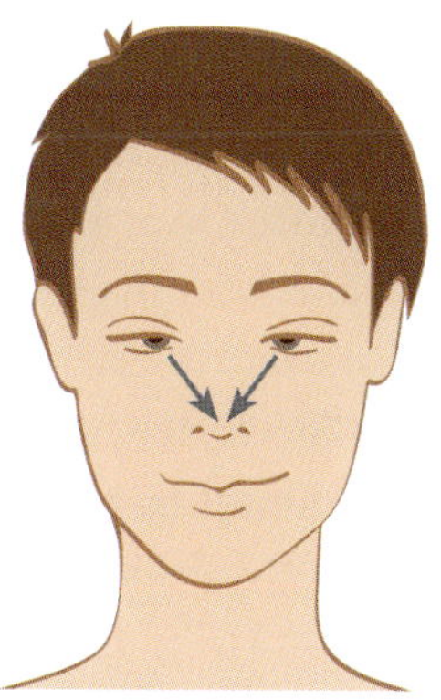

Setzen Sie sich entspannt hin. Richten Sie Ihren Blick schielend auf die Nasenspitze und atmen Sie dabei ein. Öffnen Sie dann Ihren Blick für die Weite und schauen Sie auf einen entfernten Gegenstand. Atmen Sie dabei aus. Mit dem nächsten Einatmen geht es zurück zur Nase. Wiederholen Sie dies mindestens 20-mal. Es ist nicht wichtig, dass die Augen sich dabei scharfstellen.

Ganz im Gegenteil: Befreien Sie sich von jeglichen Erwartungen und bauen Sie keinen Erfolgszwang auf. Wenn Sie tief in den Bauch atmen, unterstützen Sie nebenbei Ihre Organfunktionen.

Diese Augenübung ist ein fester Programmbestandteil vieler Kinder-Yoga-Gruppen und macht den Kindern sehr viel Spaß.

## Piratenübung

Diese Übung liebe ich ganz besonders und mache sie fast täglich. Zur Erleichterung kann man sich eine einfache Augenklappe besorgen. Die Übung lässt sich aber auch durchführen, indem man ein Auge mit einer Handfläche abdeckt.

Ein Auge wird wie beschrieben abgedeckt. Bewegen Sie sich entspannt durch den Raum und lassen Sie alles, was Sie sehen, auf Ihr eines, offenes Auge einwirken. Beobachten Sie, wie dieses Auge ganz allein scharfstellt. Fokussieren Sie immer wieder einzelne Gegenstände in unterschiedlichen Entfernungen und warten Sie, bis sich das Auge so scharf wie möglich gestellt hat. Wandern Sie dann ganz entspannt weiter.

Sie können die Übung auch im Sitzen machen und den Blick zum Beispiel durch Ihren Garten wandern lassen. Fixieren Sie dabei zuerst ein Objekt in einer Entfernung, die Ihrem Auge leichtfällt. Wenn es sich scharf gestellt hat, wandern Sie mit dem Blick weiter nach hinten oder weiter nach vorne, ganz wie es Ihnen beliebt. Nach fünf Minuten setzen Sie die Augenklappe auf das andere Auge und wiederholen die Übung. Im Anschluss palmieren Sie bitte mindestens eine Minute lang.

Diese Übung stärkt die Sehkraft jedes einzelnen Auges und zeigt Ihnen, dass die Augen, wenn sie alleine arbeiten, sehr wohl gut scharfstellen können. Meine Augen haben Probleme mit der Zusammenarbeit. Darum liebe ich diese Übung ganz besonders, denn sie zeigt mir immer wieder, dass ich klar sehen kann! Unsere nächsten Übungen werden sich daher dem Zusammenspiel der Augen widmen.

## FUSIONSÜBUNGEN

Fusionsübungen dienen dazu, die Blickrichtung beider Augen auf einen gegebenen Punkt hin zu koordinieren. So kann im Gehirn ein stereoskopischer Seheindruck entstehen, den das Gehirn als ein dreidimensionales Bild interpretieren kann.

Bei meinen Augen ist es zum Beispiel so, dass sich der Blick in der Ferne kreuzt. Dadurch sehe ich leicht verschwommen. Dieser verschwommene Eindruck entsteht dadurch, dass zwei Bilder leicht verschoben übereinandergelegt werden. Wenn ich meine Fusionsübungen regelmäßig mache, dann werden die Objekte, die ich ansehe, immer klarer und ihre Konturen sind scharf umrissen. Ich kombiniere häufig die Piratenübung und eine Fusionsübung – natürlich immer wieder verbunden mit dem Palmieren, um meine Augen nicht zu überanstrengen und dadurch das Gegenteil zu bewirken.

*Achten Sie bitte stets darauf, Ihre Augen trotz aller Begeisterung für die Übungen nicht zu überanstrengen. Palmieren Sie regelmäßig und schieben Sie immer wieder Übungen zur Lockerung der Muskulatur ein.*

Natürlich kommt es bei manchen Menschen vor, dass die Augen nicht in der Ferne, sondern in der Nähe den Blick kreuzen. Darum gibt es unterschiedliche Fusionsübungen. Es ist ratsam, mit einem Sehtrainer vorher abzuklären, welche der Fusionsübungen für Sie die richtige ist. Wählen Sie die falsche aus, kann dies Ihr Problem verschärfen.

## Schnurübung

Besorgen Sie sich ein Stück Schnur von etwa zwei bis drei Metern Länge. Prüfen Sie, ob der Raum für die Übung groß genug ist. Knüpfen Sie nun alle 25 bis 30 Zentimeter einen dicken Knoten in die Schnur. Die Abstände zwischen den Knoten sollten möglichst gleich sein. Binden Sie ein Ende der Schnur so fest, dass es sich in Ihrer Augenhöhe befindet, wenn Sie sitzen – zum Beispiel an einer Stuhllehne oder einem Türgriff. Das andere Ende der Schnur halten Sie an Ihre Nasenspitze, sodass die Schnur sich strafft. Blinzeln Sie ein paar Mal locker mit den Augen. Stellen Sie sich dabei vor, Ihre Augenlider wären Schmetterlingsflügel, die sich ganz locker und sanft bewegen.

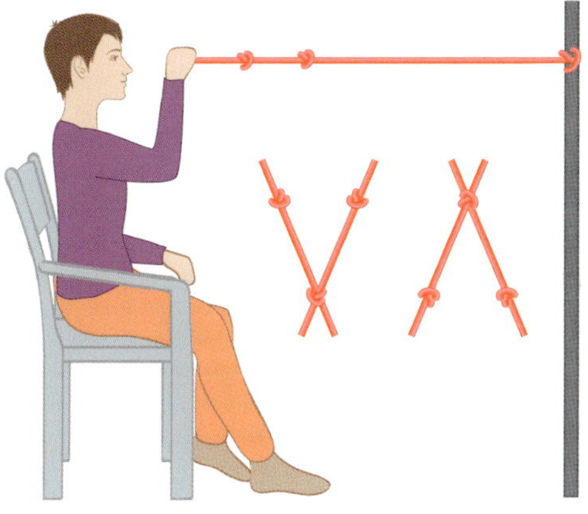

Richten Sie nun Ihren Blick fest auf den Knoten, der Ihnen am nächsten ist, wenn Sie kurzsichtig sind – oder auf den Knoten, der am weitesten entfernt ist, wenn Sie weitsichtig sind. Jetzt sollten Sie zwei Schnüre statt einer sehen. Die beiden Schnüre scheinen sich jeweils in dem Knoten zu kreuzen, dem Ihre Aufmerksamkeit gilt. Das liegt daran, dass Ihre Augen jeweils ein leicht unterschiedliches Bild wahrnehmen. Wandern Sie nun mit Ihrem Blick die Schnur entlang und wieder zurück. Verweilen Sie jeweils einen Moment bei jedem Knoten. Beenden Sie die Übung mit dem Knoten, der auch den Anfang gebildet hat.

Sollten Sie keine sich überkreuzenden Schnüre sehen können, überprüfen Sie bitte, ob die Schnur richtig gespannt ist. Die Schnur muss ganz gerade von Ihnen weg weisen und darf auf keiner Seite nach rechts oder links oder nach unten abweichen. Auch eine zu starke innere Haltung von »Wollen und Müssen« kann das Ergebnis beeinträchtigen. Also: tief ein- und ausatmen, entspannt bleiben und einfach neugierig auf das Ergebnis sein.

**Wichtig:** Manche Menschen können nicht räumlich sehen. Dann sind auch mit perfekt positionierter Schnur keine Doppelschnüre erkennbar. Trifft dies auf Sie zu, lassen Sie gegebenenfalls Ihre Augen von einem Augenarzt überprüfen. Wer auf einem Auge kurz- und auf dem anderen Auge weitsichtig ist, sollte diese Übung mit seinem Sehtrainer besprechen.

*Fusionsübungen sind für die Augen sehr anstrengend. Üben Sie deswegen lieber mehrmals täglich eine Minute anstatt einmal fünf Minuten. Palmieren Sie bitte unbedingt nach jeder Übung.*

## Daumenfusion

Die Daumenfusion ist ebenfalls eine Übung, die das dreidimensionale Sehen fördert. Dies ist besonders wichtig, wenn Sie oft und lange auf zweidimensionale Flächen schauen. Wenn Fusionsübungen bei Ihnen nicht funktionieren, kann es sein, dass Sie nur mit einem Auge schauen und das andere mehr oder weniger »abgeschaltet« ist. Welches Auge mehr arbeitet, können Sie im Schritt 3 überprüfen.

Strecken Sie beide Arme gerade nach vorn und halten Sie die Daumen senkrecht nach oben. Die Daumen sind etwa zwei Daumen breit voneinander entfernt. Bei mir sind das etwa vier Zentimeter. Sie erreichen diesen Abstand, indem Sie die Finger locker zur Faust zusammenziehen und die Fingerknöchel gegeneinander legen.

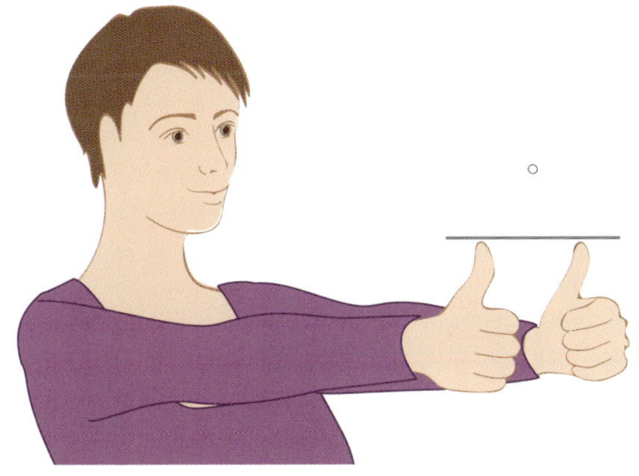

**Schritt 1:** Schauen Sie knapp über den oberen Rand des leeren Raumes zwischen den Daumen, wobei der Blick auf die noch leere Mitte ausgerichtet ist. Bleiben Sie entspannt. Nach einer Weile erscheint vor Ihren Augen ein dritter Daumen. Können Sie wahrnehmen, ob dies ein rechter oder ein linker Daumen ist?

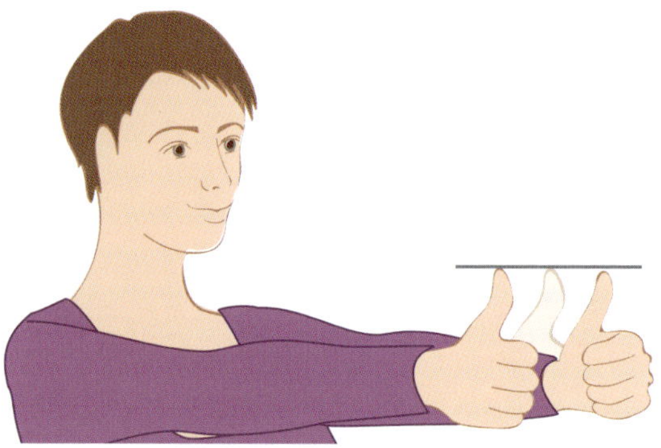

Konzentrieren Sie sich auf Ihr rechtes Auge und im Anschluss auf Ihr linkes. Verändert sich der Daumen in der Mitte? Sein Bild entsteht in Wirklichkeit aus einer Überlappung beider Daumenbilder. Durch die Steuerung Ihrer Aufmerksamkeit können Sie tatsächlich einmal den rechten und einmal den linken Daumen in den Vordergrund setzen. Spielen Sie damit!

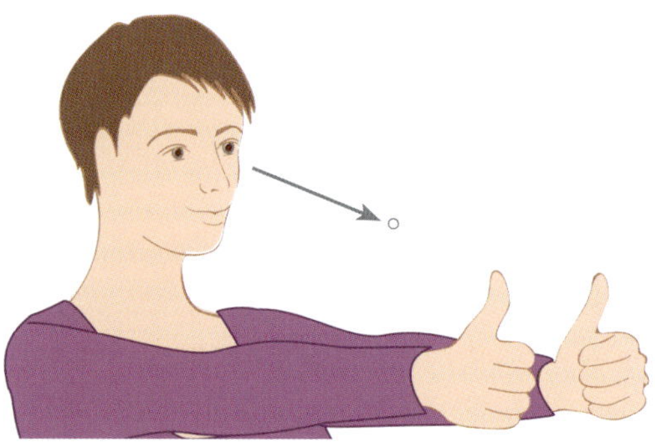

**Schritt 2:** Wiederholen Sie die Übung. Jedoch kreuzen Sie nun Ihren Blick *vor* den Daumen.

Das ist ohne Fixpunkt nicht ganz einfach, doch es geht. Ich habe allerdings auch erst etwas Übung gebraucht.

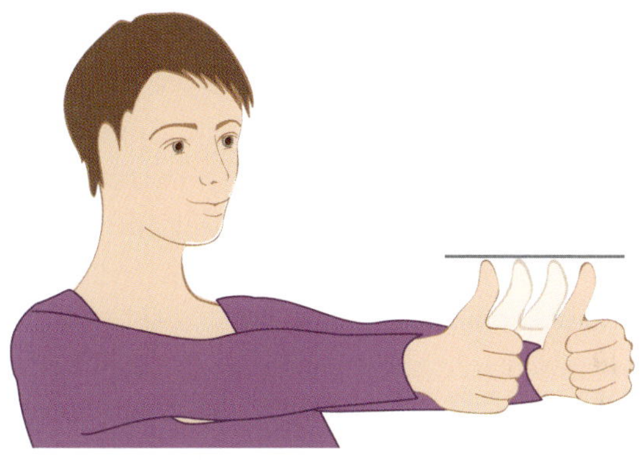

**Schritt 3:** Wiederholen Sie die Übung mit einem größeren Abstand zwischen den Daumen. Sie werden nun zwei Daumenabbilder in der Mitte sehen. Welches erscheint Ihnen klarer? Wenn Ihr rechter imaginärer Daumen deutlicher erscheint, leistet das linke Auge mehr Arbeit und umgekehrt.

*Fusionsübungen können Sie darin unterstützen, wieder beide Augen in das dreidimensionale Sehen einzubinden. Stärken Sie das Auge, das Sie bei der Daumenfusion als das schwächere Auge erkannt haben, mit der Piratenübung.*

## Kreisübung

Wenn Sie die Zusammenarbeit der Augen verbessern möchten, indem Sie sich bewusst machen, welches Auge mehr Arbeit leistet, dann ist die Kreisübung sehr nützlich für Sie. Sie war eine der ersten Fusionsübungen, die ich kennengelernt habe, und ich musste damals mit Entsetzen feststellen, dass sie mir am Anfang extrem schwergefallen ist. Durch sehr viel Arbeit am Computer waren meine Augen nur noch mit Mühe in der Lage, wirklich dreidimensional zu sehen.

Rechts finden Sie eine farbige Kopiervorlage für diese Übung. Knicken Sie das kopierte Bild so, dass das Papier genau mit dem oberen Rand der beiden farbigen Kreise abschließt. Halten Sie das Blatt Papier in Augenhöhe auf Armlänge entfernt und schauen Sie über den Rand des Blattes in die Ferne. Ich habe seinerzeit den Schornstein des Nachbarhauses zu Hilfe genommen und diesen genau zwischen die beiden Kreise platziert. Ich habe den Schornstein angeschaut und nach einer Weile sah ich drei Kreise. Der mittlere Kreis war lila. So sollte es auch bei Ihnen sein. Wenn Sie nun wieder mit der Konzentration auf das rechte oder das linke Auge spielen, so werden Sie feststellen, dass der mittlere Kreis mal rot und mal blau sein kann.

Im zweiten Schritt kreuzen Sie wieder den Blick vor dem Blatt. Zur Unterstützung halten Sie einen Stift oder den Zeigefinger etwa auf halber Distanz

vor das Blatt, kurz unterhalb der Kreise. Schauen Sie über die Spitze des Stiftes/Fingers. Wenn Sie beide Blickpositionen (vor und hinter dem Blatt) gut halten können, dann üben Sie den schnellen Wechsel von vorne nach hinten.

## Übung für die Achsensymmetrie

Die Übung ist vom Prinzip her identisch mit der Kreisübung. Verwenden Sie diesmal jedoch die Kopiervorlage mit den Smileys auf der rechten Seite. Wenn Sie die erste Reihe der Smileys mit dem visuell erzeugten mittleren Smiley stabil im Blick halten können, knicken Sie das Blatt knapp über der zweiten Reihe und üben nun mit dem neuen Abstand. Bleiben Sie so lange bei einer Reihe, bis Sie stabil drei Smileys sehen können.

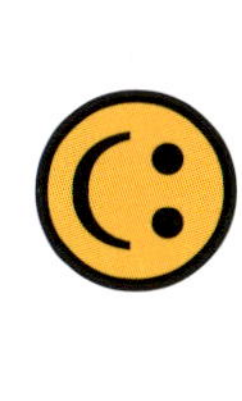
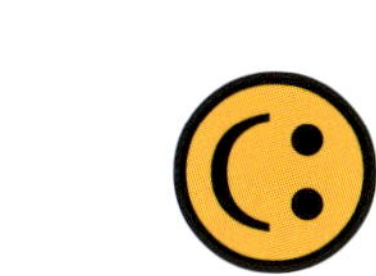

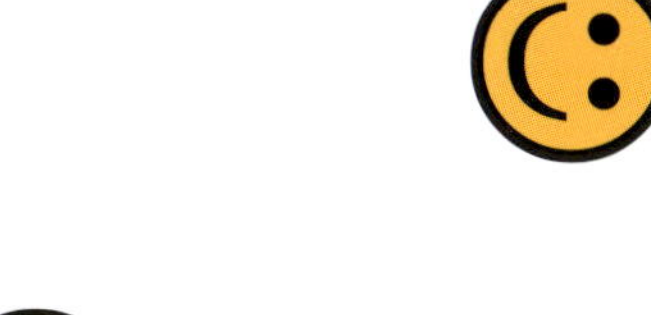
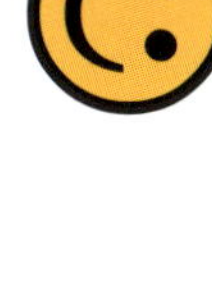

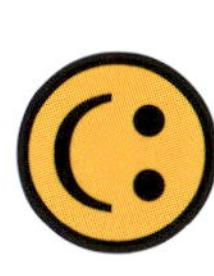

## FUSIONSPAUSEN AM ARBEITSPLATZ

Bauen Sie Fusionsübungen an Ihrem Arbeitsplatz ein, besonders wenn Sie den ganzen Tag am Bildschirm arbeiten. Es gibt eine Vielzahl unterschiedlicher Fusionsübungen, die sehr viel Spaß machen können. Kinder lieben zum Beispiel die Übung »Maus im Käfig«. Durch Kreuzen der Augen vor dem Blatt oder hinter dem Blatt soll dabei die Maus in den Käfig wandern.

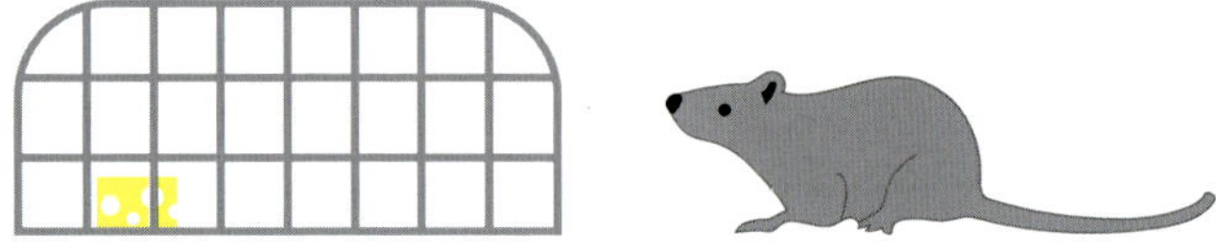

Es macht auch Spaß, Übungen mit selbst gezeichneten Bildern zu gestalten. Doch auch hier gilt wieder: Weniger ist mehr. Also nur kurze Zeit und dafür öfter üben. Sprechen Sie auch mit Ihrem Sehtrainer darüber, ob es für Ihre Augen besser ist, den Blick vor dem Blatt oder hinter dem Blatt zu kreuzen. Es wird eine Richtung geben, die Ihnen schwerer fällt als die andere. Diese gilt es natürlich öfter und intensiver zu üben.

# SELBSTHYPNOSE FÜR KLARES UND ENTSPANNTES SEHEN

Hypnose ist kein Hokuspokus, sondern eine besondere Form der Tiefenentspannung, deren nachgewiesene Wirkung Sie für sich selbst nutzen können. Selbsthypnose ist ganz einfach zu lernen. Sie werden weiter unten einen Text zur Unterstützung finden, den Sie auf einen Datenträger aufnehmen können, zum Beispiel auf Ihrem Smartphone. Von Mal zu Mal wird Ihnen die Entspannung damit leichter fallen, bis Sie auch ohne diese Unterstützung Ihre Selbsthypnose jederzeit durchführen können.

Ziel Ihrer Selbsthypnose ist es, das Annehmen von Veränderung zu erleichtern und Widerstände in Ihrem Unterbewusstsein zu lösen. Viele Menschen haben unbewusst Angst vor Veränderung und halten aus diesem Grund auch an unbequemen Gewohnheiten fest. Doch warum sollten Sie auf einem Sessel sitzen bleiben, dessen Sprungfedern schon durch den Sitz stechen, wenn der neue, schönere Sessel nur wenige Schritte entfernt ist?

## GRUNDINFORMATION ZUR EINLEITUNG DER SELBSTHYPNOSE

Die einfachste Einleitung (Induktion) einer Selbsthypnose führt über die eigene Wahrnehmung. Auf diesem Weg nimmt Ihr Unterbewusstsein eine »Ja-Haltung« an – anders als bei der Verwendung von Sätzen wie: »Ich bin ganz entspannt« oder »Ich atme ganz tief«, wenn dies gar nicht zutrifft. Ihr Unterbewusstsein würde bei dieser zweiten Methode eventuell ganz laut *Nein* sagen und somit die geplante Entspannung torpedieren.

Die hier vorgestellte Form der Induktion führt dazu, dass Sie sich selbst und Ihre Körperreaktionen besser kennenlernen und dadurch auch im Alltag genauer wahrnehmen, wenn Sie unter Stress stehen und sich verspannen. Es macht nichts, falls Sie bei dieser Übung einschlafen. Dann hatten Sie einfach eine noch tiefere Ruhe nötig. Sie wachen von ganz allein wieder auf. Wenn Sie sich sorgen, dadurch einen Termin zu verpassen, lassen Sie sich von Ihrem Smartphone oder Radiowecker mit einer sanften Melodie wecken. Da jedoch die Induktion schon einen Auftrag für das Aufwachen enthält, sobald die Übung beendet ist, werden Sie sicherlich nur dann einschlafen, wenn Sie wirklich tief erschöpft sind.

## DIE RAHMENBEDINGUNGEN: RUHE UND UNGESTÖRTHEIT

Wenn Sie Ihre Selbsthypnose durchführen wollen, ist es wichtig, den richtigen Rahmen zu schaffen. Die Umgebung sollte ruhig sein und niemand sollte Sie unerwartet stören können. Machen Sie es sich im Sitzen oder im Liegen bequem. Wählen Sie auf Ihrem Abspielgerät eine Lautstärke, die gut zu Ihnen durchdringt, aber nicht so laut ist, dass Sie sich in Ihrer Entspannung gestört fühlen. Formulieren Sie beim Aufsprechen auf Ihren Datenträger einige Stellen im Text um, damit diese auch wirklich ganz genau zu Ihren Gegebenheiten passen! Und hier ist der Text:

## TEXTVORLAGE ZUR SELBSTHYPNOSE

*Ich habe es mir bequem gemacht und bin bereit, mich zu entspannen. Ich schließe meine Augen und erlaube auch ihnen, sich zu entspannen. Ich lasse meinen Atem fließen, so wie er gerade kommt und geht. Ich spüre in meinen Körper hinein, während meine Ohren sich von den Geräuschen aus meiner Umwelt verabschieden. Alle Geräusche, die weiterhin zu mir durchdringen, unterstützen meine Entspannung.*

*(Kurze Pause von zwei bis drei Atemzügen machen.)*

*Die Muskeln, Nerven und Gefäße meines Körpers entspannen sich nach und nach, jedes auf seine eigene Art und Weise. Ich weiß nicht, ob sich zuerst ein großer Muskel, vielleicht in meinem Rücken, oder ein kleiner Muskel, vielleicht in meinem rechten Augenwinkel, zuerst entspannt. Doch seinem Beispiel folgen alle anderen Muskeln.*

*(Kurze Pause von einem Atemzug machen.)*

*Ich wandere mit meiner Aufmerksamkeit durch die Areale meines Körpers, von denen ich weiß, dass sie gerne verspannen, und gebe dort bewusst einen Impuls der Entspannung hinein.*

*(Kurze Pause von drei bis vier Atemzügen machen.)*

*Ich erlaube mir, alle Alltagsgedanken loszulassen und ganz bei mir zu sein. Bei mir und meinen Augen. Ich erlaube mir, mich noch tiefer zu entspannen – so wie kurz vor dem Einschlafen, auf der Schwelle zum Schlaf. Doch bleibe ich wach und aufmerksam. Es ist wundervoll, Entspannung einfach geschehen zu lassen.*

*(Kurze Pause von zwei Atemzügen machen.)*

*Ich liebe meine Augen. Ich öffne in meinem Herzen die Erinnerung an Zeiten des klaren Sehens. Ich spüre der Freude nach, vollkommen klar und entspannt sehen zu können. Ich lasse Vorfreude in mir aufsteigen. Eine Vorfreude, wie ich sie als Kind gekannt habe, wenn mein Geburtstag bevorstand. Das wundervolle Geschenk des klaren Sehens wartet auf mich.*

*(Kurze Pause von zwei bis drei Atemzügen machen.)*

*Während ich in dieser Vorfreude bade und meine Erinnerungen betrachte, geht mein Unterbewusstsein auf die Suche nach der Ursache der innerlichen Verspannungen, die meine Sehfähigkeit beeinträchtigen.*

*Ich gebe ihm den Auftrag anzuerkennen, dass all dies Vergangenheit ist. Es ist heute ohne Bedeutung. Ich lasse es hinter mir. Vergangenes ist vergangen, das daraus Gelernte nehme ich mit. Alle Reaktionen auf dieses Vergangene, die meine Sehfähigkeit beeinträchtigen, sind jetzt aufgehoben, bereinigt, geheilt.*

*Selbstbestimmt entscheide ich, dass es vollkommen sicher ist, klar zu sehen. Ich bin bereit, klar zu sehen und meine Welt klar zu erkennen. Das klare Sehen und alle neuen Erkenntnisse, die so entstehen, heiße ich willkommen. Heute bin ich erwachsen und stark genug, damit umgehen zu können.*

*(Kurze Pause von drei bis fünf Atemzügen machen.)*

*Ich wende mich wieder der Freude zu, die klares Sehen in mir auslöst. Ich sende diese Freude in jede einzelne Zelle meines Körpers. Ich sende diese Freude in meine Augen. Ich lasse diese Freude in mir klingen wie ein wunderschönes Lied. Ich verankere diese Freude tief und nachhaltig in mir. Ich verweile noch zehn Atemzüge lang in dieser Freude, bevor es Zeit ist, ins Alltagsbewusstsein zurückzukehren.*

*Nach zehn Atemzügen beginne ich mich automatisch zu dehnen, zu räkeln und zu strecken. Ich nehme einen tiefen Atemzug und atme ganz besonders tief wieder aus, während ich dann meine Augen öffne, vollkommen wach und erfrischt bin und eins mit mir selbst.*

Trinken Sie nach der Selbsthypnoseübung ein Glas warmes Wasser und gehen Sie ein wenig spazieren. Auf diese Weise können Körper und Geist die erwünschten Veränderungen besser integrieren.

# KLEINE ÜBUNGSPROGRAMME ZUM EINSTIEG

## PROGRAMM 1: ENTSPANNUNG UND LOCKERUNG

Das erste kleine Programm dient dazu, die Augen zu entspannen und die Muskulatur zu lockern. Sie sollen durch dieses Programm langsam ein Gefühl dafür bekommen, sich mit Yoga für die Augen zu beschäftigen, ohne gleich in Leistungsdruck zu verfallen.

1. Kopfdrehung ........ Seite 74
2. Schulterzucken ........ Seite 74 f.
3. Augenspaziergang ........ Seite 91
4. Lichtbad ........ Seite 101
5. Verfolgungsjagd ........ Seite 106 f.
6. Seitwärtsblicken ........ Seite 111 f.
7. Palmieren ........ Seite 20 f.

## PROGRAMM 2: ÜBUNGEN BEI KURZSICHTIGKEIT

1. Eine Übung für Nacken und Schultern (nach Wahl) ..... Seite 72 ff.
2. Schwingen ..... Seite 103 f.
3. Schielübung ..... Seite 115 f.
4. Lichtbad ..... Seite 101
5. Schnurübung ..... Seite 118 ff.
6. Seitwärtsblicken ..... Seite 111 f.
7. Palmieren ..... Seite 20 f.

## PROGRAMM 3:
## ÜBUNGEN BEI WEITSICHTIGKEIT

1. Eine Übung für Nacken und Schultern (nach Wahl) ................................ Seite 72 ff.
2. Piratenübung ................................ Seite 116 f.
3. Kreisübung mit Blick hinter dem Blatt ............ Seite 124 ff.
4. Blickstafette ................................ Seite 107 f.
5. Palmieren ................................ Seite 20 f.

Dies sind nur drei Beispiele, wie Sie Ihre Übungen zusammenstellen können. In der Praxis haben sich kleine Einheiten bewährt, denn sie sind leichter in den Alltag einzubauen. Denken Sie auch daran, viel und regelmäßig zu blinzeln.

Ich wünsche Ihnen viel Spaß und Erfolg mit Ihrem Yoga für die Augen.

# ANHANG

## SEHTRAINER

Einen ganzheitlichen Sehtrainer in Ihrer Nähe finden Sie über den Verein gesundes Sehen. Hier sind auch deutschsprachige Sehtrainer in Österreich, der Schweiz, den Niederlanden, Luxemburg, Neuseeland und den USA gelistet.

- www.verein-gesundes-sehen.de/pages/verein/mitgliederliste.php

Telefon: +49 (0) 3 88 25/95 99 54
E-Mail: kontakt@verein-gesundes-sehen.de

Eine weitere Adresse ist der Schweizer Berufsverband für Sehtraining:

- sehtraining.ch

Telefon: +41 (0) 43/333 04 05
E-Mail: sekretariat@sehtraining.ch

## LICHTTHERAPIE

Tageslichtlampen und Lichttherapiegeräte gibt es von unterschiedlichen Herstellern in unterschiedlichen Preisklassen. Achten Sie auf eine hohe Lux-Zahl. Bei einem Abstand von 20 cm sollten 10 000 Lux erreicht werden. Hier lohnt es sich, Testberichte und technische Daten zu prüfen. Viel hängt davon ab, wo und wie das Gerät eingesetzt werden soll.

## KLOPFTHERAPIE

Trainer und Therapeuten für Klopftherapie finden Sie zum Beispiel beim Verband für Klopfakupressur für Deutschland, Österreich und die Schweiz (ehemals EFT-D.A.CH.).

- https://klopfakupressur.org/

Links zu Studien über die Wirksamkeit der Klopftherapie EFT (deutschsprachige Seiten unter anderem):

- klopfakupressur.org/studien-und-forschung
- www.moderne-hypnotherapie.de/wirksamkeit-eft
- emofree.ch/forschung
- eft-info.com/text-bibliothek/eft--forschung/feinstein-studie.html

Auswahl an Forschungstexten auf englischsprachigen Seiten (die meisten Studien wurden im englischsprachigen Ausland durchgeführt und sind daher nur auf Englisch zu lesen):

- eftuniverse.com/research-studies/eft-research
- www.staffs.ac.uk/assets/A_narrative_systematic%20_Review_of_the_effectiveness_of_Emotional_Freedoms_Technique_(EFT)_tcm44-45500.pdf
- www.eftdownunder.com/research

Sowie die Studie zur Verbesserung der Sehfähigkeit mit EFT von Dr. Carol Look:

- carollook.com/wp-content/uploads/eyesight-experiment.pdf

# DANKSAGUNG

Ich bedanke mich ganz herzlich bei meinen ganzheitlichen Sehtrainerinnen:

Sorina Mösges
Lise-Meitner-Weg 9
D-24568 Kaltenkirchen
• sehschulung.de

… für meine ersten Erfahrungen mit Augenübungen.

Alexandra Wiegels
Bahnhofstraße 3
D-21423 Winsen/Luhe
• sehtraining-wiegels.de

… für ihre vielseitige Beratung und ihren kompetenten Blick auf dieses Manuskript.

# VERZEICHNIS DER ÜBUNGEN

# IMPRESSUM



**Projektleitung:** Sven Beier

**Redaktion:** Dr. Doortje Cramer-Scharnagl, Edelwecht

**Satz:** Knipping Werbung GmbH, Berg am Starnberger See

**Bildredaktion:** Sabine Kestler, Johanna Jadwiczek

**Illustrationen:** Sabine Timmann
mit Ausnahme von: Blüte: shutterstock/Macon; Auge: shutterstock/PolinaPM; Brille: istockphoto/Viktor87, S. 25: Creative Commons; S. 27: Adobe Stock/Alexander Pokusay; S. 31: Adobe Stock/koti; S. 57, 59 und 61: istockphoto/Neokryuger; S. 127: Adobe Stock/yuliaglam

**Umschlaggestaltung:** Geviert, Grafik & Typografie
unter Verwendung von Motiven von shutterstock (Macon, PolinaPM, Tomas Mikula und Rodina Olena)

**Druck und Bindung:** Těšínská tiskárna a.s. Český Těšín
Printed in the Czech Republic

ISBN: 978-3-424-15354-5

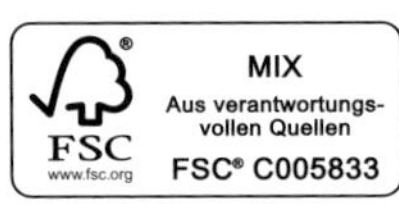


Verlagsgruppe Random House FSC® N001967